엄마,

왜 나를 낳았어?

대사질환과 임상유전학의 명의
김숙자 원장의 메디컬 에세이

엄마,
왜 나를 낳았어?

김숙자 지음

bookin

환우들이 다 함께 웃을 날이 오기를 소망하며

우리는 늘 건강하고 행복할 수 있기를 바란다. 하지만 희망과는 달리 몸 하나에 수많은 원인과 사연이 얽혀서 한계가 올 때에는 한없는 슬픔에 잠기게 된다. 그래도 의술이 계속 발전하고 풀리지 않던 난제(難題)들이 한화(寒花)처럼 한 가닥 빛과 꿈이 되어 보일 때에는 용기를 가지고 있는 힘을 다해본다.

유전질환의 속성상 쉽게 갈 수 있는 길은 없어 보인다. 새로운 길이 더 열려야 할 곳이 바로 여기이기에 첨단과학이 찾아낸 작은 발견에도 행운같이 반가워 매달리다가도 절망에 부딪쳐버릴 때도 많다. 그러나 희미하게 보이는 길목에서 뜻을 함께 하는 여러 나라의 의료인들과 함께 연구하고 도움을 받을 수 있어 외롭지만은 않다.

생명이나 건강은 물러설 수 있는 길이 아니다. 나와 너란 말로 나눌 수 있는 것이 아니고 우리 모두의 것이기에 의술에서 얻어낼 수 있는 모든 것은 나 자신의 힘이고 갈 길이다. 환우들이 급성 증세가 있을 때마다 급하게 마음 졸이며 병원을 찾기보다는 아프지 않을 때에 정기적인 대사질환의 관리를 받아 좀 더 건강한 일상을 살아갔으면 하는 마음 간절하다.

의사 자격증을 받고 전문의가 되어 오랜 시간을 연구와 진료를 해왔지만 아직도 가야 할 길이 멀고 더디기만 하다. 힘이 있는 한 생명이 다할 때까지 조금이라도 더 나아갔으면 좋겠다. 언젠가 우리 환우들이 밝게 웃으며 살아갈 날이 오기를 마음 깊이 소망해 본다.

2013년 여름
김숙자

이런 의사, 세상 그 어디에도 또 없습니다

이태영/ 한국선천성대사질환협회 회장

"세상에 그런 의사가 어딨어요?"

서울 한 대형병원 병실에서 유기산대사이상 환아를 둔 한 엄마를 알게 되었는데, 김숙자교 골수신자인 것처럼 김숙자 원장님을 입에 침이 마르도록 칭찬을 했습니다. 기회가 되면 원장님을 뵈러 가자는 아내의 말에 나는 듣도 보도 못한 그런 의사가 누구인지 인터넷으로 검색해 보았습니다. 병명도 모른 채 하늘나라로 보낸 아이들 때문에 늦은 나이에 선천성대사이상에 대한 공부를 하기 위해 미국 유학까지 감행했던 의지의 여의사라는 것을 알게 되었고 그 후, 다른 환아 가족들과 함께 찾아뵙게 되었습니다.

청주에 있는 김숙자소아청소년과병원에 갔던 첫 날, 다른 환자들이 기다리고 있음에도 불구하고 대사질환 환아들을 보는데 많은 시간을 할애하여 부모인 우리가 미안할 지경이었습니다. 하지만 원장님은 전혀 개의치 않고 우리 아이들을 유심히 보고 어떻게 치료해 왔는지 그간의 과정까지 느긋하게 들어주셨습니다. 과연 서울에서 만났던 그 엄마

7

의 말씀이 틀리지 않았습니다.

암모니아 수치가 높아 청주에 처음 입원하던 날도 잊을 수가 없었습니다. 아이의 상태가 좋지 않아 자정이 되도록 아이를 돌보고 있었는데, 병실 옆 간호사실 안에서 어떤 아이 곁에 계신 원장님을 발견하게 되었습니다. 간호사들의 말에 의하면 대사질환 아인데 너무 상태가 좋지 않아 퇴근도 못하고 지켜보고 계신다고 했고, 그 다음날에도 이른 시간에 와서 아이 상태를 살피시는 것을 보았습니다. 직원들이 '원장님은 일 년에 추석과 설, 이틀만 쉬는데 만약 명절날도 쉬지 않으면 진료를 하실 분'이라며 농담 같은 진담을 했습니다.

진료가 다 끝난 늦은 시각, 아들 용운이가 아파서 제가 사는 안동에서 출발하면서 연락을 하고 달려가도 부모의 절박한 심정을 아시고 한밤중에도 늘 싫은 내색 없이 아이의 상태를 먼저 묻고 달려 나와서 기다려 주셨습니다. 또 아이들에게 유익한 정보를 얻기 위해 해외 학회에 다녀오길 마다하지 않으셨습니다. 게다가 사비로 해외에서 아이들에게 도움이 되는 약을 구입해 나눠주며 흐뭇해하는 분이 바로 김숙자 원장님이셨습니다. 내 건강보다 아이들의 생명, 아이들의 상태를 먼저 돌아보는 분, 이런 의사 또 없습니다. 정말 이런 의사, 이제껏 만나본 적이 없습니다.

대사질환 환아들과 가족들에게 엄마처럼, 할머니처럼 함께 아파하고 기뻐하며, 쉼 없이 희망의 샘물을 길어 올리는 김숙자 원장님, 책 발간을 진심으로 축하합니다. 이 책을 통해 많은 대사질환 가족과 대사질환을 연구하는 의료진에게 큰 도움이 되길 진심으로 기원합니다.

환아와 그 가족들에게 희망이 되기를 바라며

신현민/ (사)한국희귀 · 난치성질환연합회 회장

김숙자 원장님을 처음 만나게 된 것은 유전학학회 때였다. 서로 쳐다보면서도 대화는 없었어도 잘 낫지 않는 병에 대해서 관심을 가지고 있다는 공통점이 있었다. 그래서 희귀 · 난치성질환이나 선천성대사질환 환자를 치료하면서 어려움에 부딪치게 되면 도울 방법이 없는지 함께 고민하게 되었다.

한 번은 부모가 없는 유전성대사질환 환자를 위해 외국에서 약을 주문했는데 약값보다 통관 세금이 더 많이 나와서 연락을 받고 발 벗고 나서서 도와준 적도 있었다. 유전질환 환자를 위한 모임에서 만날 때마다 희귀질환 환자를 위해 해야 할 일이 너무 많다고 늘 안타까워하셨다.

말은 통하지 않고 환자들에 대한 절절한 사연을 누가 이렇게 원장님처럼 이해해줄 수 있을까? 그는 가망성이 없는 사람을 왜 살리느냐는 소리에도 아랑곳하지 않고 '영원히 사는 사람은 없기 때문에 누구든지 죽음 앞에서는 공평하다'는 진리의 말로 대답하였다.

김숙자 원장님은 갑작스런 뇌출혈 때문에 일시적으로 정상 기능을 잃었던 의사였다. 기적적으로 빠른 회복을 한 후, 오직 희귀·난치성 질환자들을 돕겠다는 신념 하나로 미국의 하버드대학병원에서 유전성질환에 대해 공부하고 돌아왔다.

희귀·난치성 환자들에게 조금이라도 도움이 된다면 때와 장소와 시간을 가리지 않고 열심히 뛰는 김숙자 원장님께 찬사를 보낸다. 이 메디컬 에세이가 희귀질환에 대해 생소한 환아들과 그 가족 그리고 주위 사람들의 이해를 돕고 마지막 순간까지 포기하지 않도록 희망을 줄 수 있는 작은 계기가 되기를 바란다.

유전학 전문의로 산다는 것

나는 1975년에 의사 면허증을 취득하고 1980년에 소아과 전문의가 되었다. 소아·청소년과 전문의가 되고 청주의료원에서 근무하다가 얼마 후 내 병원을 개원하였는데 환자가 줄을 이었다. 그 상태로 병원을 유지한다면 명망도 얻고 병원도 계속 넓혀갈 수 있을 만큼 병원이 잘 되었다. 그런데 가끔 소아과 의사로서의 한계를 느끼곤 하였다. 모든 노력을 다 기울였는데도 불구하고 태어난 지 얼마 안 된 아기들이 세상을 떠나가는데 정확한 원인도 파악할 수 없을 때였다. 아기 부모에게 이유조차 설명해 줄 수 없고, 부모 또한 자기 아이가 왜 태어나자마자 죽어야 했는지도 모른다는 게 참으로 답답했다. 그 과정에서 우리나라 큰 대학병원 의사들에게 조언을 구해도 뾰족한 답을 얻지 못했다.

그 중에서도 내 마음을 가장 아프게 한 것은 한 집에서 3형제가 모두 원인불명으로 죽어간 일이었다. 남자 형제 셋이 태어난 지 얼마 되지 않아 고통에 시달리다 죽어가는 걸 보았다. 그런데 그 아래 네 번째로 태어난 여자아이는 건강하게 잘 자라주었다. 유전병에 대처할 수 없으니 아이들이 선천적으로 문제를 갖고 태어나도 변변한 치료도 받지 못하고 세상을 떠나는 것이었다. 안타깝게도 이런 아이들이 치료를 받을 병원조차 당시 한국에는 없었다. 그 아이들을 살려내지 못했다고 나를 원망할 사람도 없었다. 하지만 의사로서 계속 갈등이 되었다. 한국에서 유전병 아이가 태어나게 되면 대부분 치료를 포기하고 죽어가는 걸 지켜볼 수밖에 없는 현실을 바꾸고 싶었다. 그러기 위해선 유전학이 잘 발달되어 있는 미국에 가서 공부를 하고 오기로 했다.

그렇지만 막상 미국에 가서 잠을 줄여가며 공부해서 미국 소아과 전문의가 되었지만 유전병에 대한 나의 지적 갈증은 좀처럼 채워지지 않았다. 그러던 중 신생아 스크리닝 검사를 제일 처음 실시한 닥터 구쓰리의 추천으로 하버드의대 부속병원에 갈 기회를 얻었다. 하버드대학병원에는 치료가 안 되는 전 세계의 아이들이 다 모여 있었다. 그곳에서, 내가 한국에서 평생 진료를 해볼 수 없을 특수질환 환자들을 보았고 그만큼 엄청난 의학지식을 얻을 수 있었다. 이후 보스턴에서 유전병 환자를 보았고, 학문적 열정에 가득 차 있던 나는 MIT 공대에 찾아가기도 했었다. 소문으로만 듣던 질량분석기를 보여 달라고 부탁했으나 문 밖에서 거절당했다. 다시 생화학연구소로 가서 가스 질량분석의 기초에 대해 일주일의 유료 수련을 받기도 했다. 피 한 방울로 여러 가지 질병을 동시에 진단한다는 얘기를 듣고는 주임교수를 졸라 노스캐롤라이나에 있는 듀크대학에 파견을 나가기도 했었다. 그곳에서 질량분석기로 실험을 해본 뒤, 100% 정확한 진단이 나오는 이 기기의 매력에 흠뻑 빠지게 되었다. 당시 미국에서 질량분석을 하는 곳이라면 한 군데도 빠지지 않고 돌아다녔다.

그 뒤 미국 유전학 전문의가 되어 다시 한국 땅을 밟은 나는 가슴이 벅

차오르고 설렜다. 아이들을 그냥 떠나보내는 일은 더 이상 없게 할 거라는 각오를 다졌다. 내가 공부한 것들을 마음껏 펼치고 아이들의 소중한 목숨을 하나라도 더 살리기 위해선 그만한 의료 시스템을 갖춰줄 수 있는 곳이 필요했다. 보건복지부와 충북대·대덕연구단지 등을 찾아갔다. 그러나 실망스럽게도 내가 할 수 있는 적절한 일을 찾을 수 없었다.

다시 〈김숙자소아과〉를 열고 환자를 보면서 탠덤 질량분석기를 국내에 들여오기로 했다. 당시 IMF 외환위기로 어려운 시절이었지만 은행에 다니는 동생 남편의 도움을 받아 순조롭게 일이 진행됐다. 그러나 기기가 한국에 도착하기 직전 나는 뇌출혈로 쓰러졌다. 오른쪽이 마비가 된 나 자신이 너무나 처량했다. 한 순간 모든 희망은 물거품이 됐다. 인생이 이렇게 끝나는구나 하는 마음에 절망했지만 다행히 뇌수술 후 고통스러운 재활치료를 받고 정상적인 생활로 돌아올 수 있었다.

다시 미국으로 건너가 매사추세츠병원과 메이오클리닉에서 수련을 받고 돌아왔다. 그리고 뇌수술로 잠시 보류했던 질량분석기기를 마침내 들여왔다. 2000년 국내 최초로 질량분석기를 이용해 신생아 스크리닝 검사를 시작한 것이다. 검사를 하다 문제가 생겨도 국내에는 탠덤 질량분석기를 다루는 전문가가 없었기 때문에 한밤중에 영국으로 전화해 해결하곤 했다. 한 번은 환자 중에 질량분석 결과에 이상 소견이 있어 직접 환아와 부모를 데리고 하버드의대 부속병원 주임교수에게 가서 확진을 받은 적도 있다.

이런 분석 기계로 신생아 대사 검사를 한다는 소문이 나자 전국에서 상업적으로 운영하는 검사센터들이 몰려왔다. 나는 그때 나를 필요로 하는 곳이면 시간과 장소를 따지지 않고 가서 질량분석이 무엇이고 어떻게 진단을 하고 또 실제 환자 진료를 어떻게 하는지에 대해 강의하며 전국을 돌아다녔다. 그러나 조기에 발견해 조기에 치료하겠다는 나의 의지는 무참히 무너졌다. 영업망이 없는 개인 의사로서 상업적으로 운영하는 검사센터들과 경쟁한다는 것은 애초부터 무리였던 것이다.

현재 정부에서는 6종의 선천성대사질환 검사에 대해서만 치료와 추적 관찰을 한다. 국내에서 태어난 신생아의 70% 이상은 이 6종 이외에도 탠덤 질량분석기를 이용한 광범위한 검사를 받는다. 아기에게 유용한 검사를 해서 뇌손상을 막고 조기에 치료하려는 부모들의 뜻에 따라 사비로 광범위한 검사를 받고 있지만 정작 선천성대사질환에 대한 관리는 전혀 안 되고 있는 실정이다. 좋은 기계로 정확한 검사를 하지만 그런 진단이 조기 치료로 연결이 되지 않거나 잘못 치료되어 평생 짊어지고 가야 될 장애를 입는 경우가 많다.

지금 탠덤 질량분석기를 이용하는 검사는 피만 뽑아주면 돈이 되는 수입원으로 전락하고 말았다. 여기저기 상업적인 검사센터가 경쟁적으로 생겨났다. 미국에서 취득한 유전학 전문의나 소아과 전문의는 아무 의미가 없게 된 것이다. 그 과정에서 조기에 진단과 치료를 받지 못해 장애를 입거나 치료 시기를 놓친 아기들만이 소문을 듣고 나에게 찾아오고 있다. 미국에서는 이 검사를 할 때 25달러 정도의 비용만 들고 검사 결과 이상이 있을 경우 주 정부 산하에 있는 검사센터에서 재검한 후 확진하고 전문가의 진료로 연결되고 있다. 이것이 가장 이상적인 치료 시스템이 아닐까 한다.

그나마 위안을 삼는 건, 오랜 시간 미국을 드나들며 공부한 덕분에 한국에서도 유전질환과 대사질환의 치료가 미국 수준과 비슷하게 이루어지고 있다는 사실이다. 그런 성과를 높이 사고 있는 하버드의대로부터 심포지엄에 참석해 달라는 초청장을 2012년 초에 받았다. '하버드 유전학을 한국으로'라는 제목으로 강연을 해달라는 것이었다. 나는 흔쾌히 응하고 2012년 4월 27일에 보스턴으로 향했다.

심포지엄에는 유전성대사질환 분야에 세계적으로 유명한 의사들이 모두 참석하였다. 캐나다의 찰스 스크라이버, 퀘백의 로젠 블렛, 펜실베이니아의 홈스 몰튼, 미국 NIH의 하비 머드, 내 주임교수인 하비 리비, 심리학자인 수잔 와이즈브렌 그리고 나를 포함한 7명이 참석하여 하루 종일 강연과 토론을 벌였다. 병원을 처음 개원할 당시 유전성대사질환 환자들을 원인도 모른 채 떠나보내야 했던 내가 세월이 흘러 그 분야에 최고라고 알려진 분들과 나란히 토론을 하고 있다니 실감이 나질 않았다.

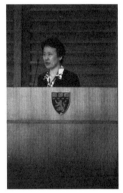 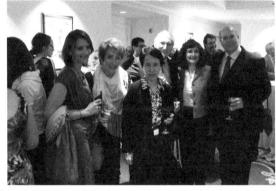

2012년 하버드의대 심포지엄에서 '하버드 유전학을 한국으로'라는 제목으로 강연하였다. 심포지엄에서 만난 세계 유명 의사와 교수들(오른쪽 사진).

훌륭한 의사들과의 토론과 교류를 통해 나는 다시 한 번 의사로서의 내 사명감과 위치를 돌아보게 되었다. 세계 어느 나라든지 마찬가지겠지만 한국에도 여러 종류의 의사들이 있다. 단지 의사라는 데에 만족해 안일하게 살아가는 의사들도 있고, 나와 같은 의사들도 있고, 나보다 더 열심히 공부하고 있는 의사들도 있다. 안타까운 것은 유전성 질환에 관한 의료 환경이 더 좋아지기 위해서는 의사들의 노력과 각오만 가지고는 어렵다는 것이다.

어떤 유전자를 가지고 어떤 모습으로 어떤 환경에서 태어나든 모든 인간의 생명은 똑같이 숭고하다. 그럼에도 불구하고 사람들의 삶은 누구와도 같지 않으며 태어나는 순간부터 그 '다름'에 놓이게 된다. 어떤 아기는 많은 사람들의 축복을 받으며 풍요롭게 자라는가 하면, 또 어떤 아기는 모유와 분유조차 충분히 먹을 수 없는 환경에서 자라기도 한다. 그리고 어떤 아기들은 태어나자마자 생사의 경계를 넘나들며 질병과 사투를 벌여야 하는가 하면, 또 어떤 아기들은 병을 이기지 못하고 이른 나이에 세상을 떠나기도 한다. 선천성대사질환 또는 유전자질환을 가지고 태어나기 때문이다. 아이들이 앓고 있는 희귀난치성질환의 상당수가 이런 선천성질환에 속한다.

선천성대사이상질환은 태어날 때부터 우리 몸의 생화학적인 대사 경로에 결함이 있어 발생하는 질환으로, 정상적으로 꼭 필요한 최종 물질이 생성되지 못하여 결핍 증상이 나타나는가 하면 불필요한 전구물질이 주요 장기인 뇌, 심장, 간, 신장 등에 축적되어 지능장애와 같은 신경 증상을 일으키고 심장, 간 등이 커지는 기능 부전을 보이기도 한다. 질환의 종류와 증상은 어느 대사 경로의 결함이냐에 따라 500여 종이나 되고 새로운 질환이 계속 추가되고 있다. 다행히도 유전학적, 생화학적 연구가 활발하게 이루어지고 발전하고 있어서 예전에는 원인을 알 수 없었던 유전자질환의 원인이 규명되고 치료법이 나오고 있다.

얼마 전부터는 정부에서 모자보건사업의 일환으로, 출산한 산부인과에서 아기의 대사이상질환 여부를 무료로 받을 수 있도록 지원하고 있다. 무료 검사 항목은 6종으로 페닐케톤뇨증, 갑상선기능저하증, 호모시스틴뇨증, 단풍당뇨증, 갈락토오스혈증, 선천성부신과형성증이다. 검사 결과 갑상선기능저하증으로 밝혀지는 환아에게는 만 18세까지 의료비를 지원하고 있다. 그 외 특수분유와 저단백식품이 필요한 선천성대사이상 환아에게는 만 18세 미만까지 무료로 지원하고 있다. 이런 지원이 이루어져서 다행이긴 하지만 18세 미만으로 제한하고 있어서 안타깝고 답답하다. 이 질환들은 성인이 된다고 낫는 게 아니라서 특수분유가 계속 필요하기 때문이다. 우리나라에선 4,000~5,000여 명 당 1명 꼴로 선천성대사이상 환자가 발생하고 있는 만큼, 지원 대상 질환 범위가 확대되어야 하고 나이 제한을 두지 않는 지원이 반드시 필요하다.

▶ 대표적인 유전성대사질환의 종류

1. 아미노산대사질환(Amino acid)

   페닐케톤뇨증(Phenylketonuria), 호모시스틴뇨증(Homocystinuria)

2. 요소회로대사질환(Urea cycle)

   OTC 결핍증(Ornithine-transcarbamylase deficiency), 시트룰린혈증(Citrullinemia)

3. 유기산대사질환(Oganic acid)

   단풍당뇨증(Maple-syrup urine disease), 프로피온산혈증(Propionic acidemia), 메치말로닉산혈증(Methylmalonic acidemia)

4. 탄수화물대사질환(Carbohydrate)

   갈락토오스혈증(Galactosemia), 당원병(Carbohydrate: Glycogen storage disease)

5. 지방산대사질환(Fatty acid)

   중쇄아실코에이결핍(Medium chain acyl-CoA-dehydrogenase)

6. 핵산대사질환(Purine & pyrimidine)

   레쉬-나이안병(Lesch-Nyhan disease)

7. 구리대사질환(Cupper)

   윌슨병(Willson disease), 맨케병(Menkes disease)

8. 철분대사질환(Iron)

   혈색소증(Hemochromatosis)

9. 리소좀축적질환(Risosome)

   점액다당병(Mucopolysaccharidoses), 헐러병(Hurler disease), 헌터
   병(Hunter disease), 몰키오병(Morquio disease), 고셔병(Gaucher
   disease)

10. 스핑고리피드증(Sphingolipidoses)

    강글리오시드증(Gangliosidsis), 테이색병(Tay-Sachs disease), 파
    브리병(Fabry disease), 니만피크병(Niemann-Pick Disease)

11. 과산화소체대사질환(Peroxisome)

    이염성백질이영양증(Metachromatic leukodystrophy), 부신백질이
    영양증(ALD; Adrenoleukodystrophy)

12. 당단백질대사이상(Disorder of glycoprotein)

13. 사립체대사질환(Mitochondria disease)

선천성대사이상질환은 주로 신생아 시기에 증상이 나타난다. 태어나
서 수일 내에 구토, 몸이 늘어지는 현상, 경련, 혼수 등과 같은 비특이적
증상이 나타나는가 하면 감염으로 인한 패혈증과 비슷한 양상이 나타

난다. 원인 모를 지능장애, 발달퇴행, 급성질환이 있을 때 구토, 의식 저하와 같은 증상이 나타나서 뒤늦게 진단을 받기도 한다. 그래서 조기 진단을 위해 신생아 시기에 반드시 선별 검사를 시행해야 한다. 요즘에는 진단법이 발달하여 40여 종 이상의 유전성대사질환의 스크리닝 및 진단이 가능해졌다. 조기 발견은 조기 치료로 이어지므로 환자의 생사 여부가 달라질 만큼 매우 중요하다. 그러기 위해서는 전문가에게 정확한 진단과 적절한 치료를 받아야 한다. 현재 세계적으로 유명한 유전학 권위자들이 활발하게 연구를 하고 있는 만큼 머지않은 미래에 유전자질환에 획기적인 치료법이 나오기를 기대하고 있다.

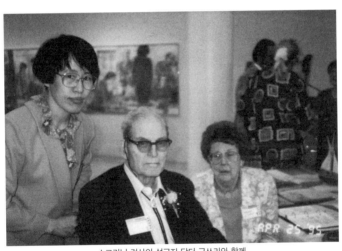

스크리닝 검사의 선구자 닥터 구쓰리와 함께.

최근에 발표된 인간 게놈 프로젝트 연구 결과에 의하면 사람의 세포 내에는 3만~4만 개의 유전자가 존재한다. 따라서 유전병의 종류도 현재 밝혀진 것보다 훨씬 더 많을 거라고 추정된다. 증상도 다양해서 외모가 사람들과 다른 선천기형이 있는가 하면, 겉으로는 정상이더라도 장기기능 및 신진대사의 비정상으로 나타날 수도 있다. 태어나기 전에 유전자 이상이 있을 경우, 반복적인 유산이나 심각한 기형으로 나타나기도 한다. 출생 후에는 선천성 기형으로 머리가 너무 작거나 임신 기간에 비해 머리가 너무 큰 경우가 있다. 또한 키가 너무 크거나 너무 작은 경우, 근 긴장도가 너무 떨어져 축 늘어지는 아기, 사소한 자극에도 팔다리가 떨릴 정도로 민감하고 근 긴장도가 상승한 경우 유전성질환을 의심해야 한다.

신생아 시기 이후의 증상으로는 잘 먹지 않거나 토하는 경우, 잘 자라지 않는 경우, 발달이 늦은 경우, 정신지체와 경련질환 등을 들 수 있다. 이러한 질환이 반복적으로 한 가족 내에 일어나면 유전성질환으로 감별해야 한다. 어떤 유전질환은 어렸을 때 증세가 전혀 없다가 서서히 나타나기도 하고 40세 이후에 갑자기 나타날 수도 있다. 유전질환은 어느 특정인에게만 오는 것이 아니라 누구에게나 올 수 있다. 유전질환을 가졌을 경우 환자와 가족에게 가장 중요한 것은 희망을 가지고 치료에 최선을 다하는 것이다.

우리 병원에서는 2013년 3월부터 희귀난치성질환 어린이들의 치료를 위한 모금 활동으로 매일 아침 두 시간씩 빵을 팔고 있다. 병원 입구에 작은 가판대를 펴 놓고 전날에 만들어 숙성시켜 놓은 반죽으로 매일 아침 단팥빵과 소보로빵을 만들어 파는 것이다. 달콤하고 고소한 빵 냄새가 병원 안에 퍼지면 병실에 있던 환자들과 보호자들이 빵을 사러 내려오기도 한다. 아침을 먹지 않고 출근한 직원들도 빵 냄새로 인한 유혹을 뿌리치지 못하고 돈이 없으면 외상으로 사기도 한다. 빵을 사달라고 조르는 아이들 때문에 빵을 사는 부모들도 있지만 이 행사의 취지를 지지하는 뜻에서 빵을 사주는 분들이 많다.

대사질환 환자들에겐 먹는 것을 조절하는 자체가 중요한 치료이다. 대사질환 환자들이 먹는 특수분유는 신생아 때부터 시작하는 경우는 어려움이 없으나 맛을 알기 시작하게 되면 대부분의 아이들이 특수분유의 맛을 싫어한다. 외국에서는 대사질환에 알맞은 아미노산 가루를 맛이 있도록 과일향이나 달콤한 맛이 나도록 만들어 작은 단위로 포장하여 팔고 있다. 빵을 팔아서 만든 돈으로 20여 가지의 아미노산 가루를 섞어 특정 대사질환에 대한 아미노산 혼합가루를 만들고 있다. 분유회사에서 지원을 받기도 하고 많이 사용되는 아미노산 가루는 박스 단위로 사서 나누어 사용하고 있다. 이런 아이디어 덕분에 대사 위기에 처해 있는 아이들이 투석을 덜 받게 되었다.

외국에서는 대사질환 특성에 맞는 아미노산을 의사의 처방에 따라 약사가 필요할 때 즉시 무균실에서 TPN(총 비경구 영양) 주사제로 만들어 사용하고 있다. 나는 미국에서 돌아오자마자 미국에서 하는 것처럼 입으로 전혀 먹지 못하거나 먹어도 토하는 경우 비경구 영양주사를 만들기 위하여 국내에 큰 대학병원에 직접 방문하여 의논을 해보았다. 인체에 들어가는 주사는 보건복지부 승인을 받아야 하고 그 절차가 쉽지 않은 데다 주사의 수요가 많지 않아 수익성 또한 없는 것이 문제였다. 아무도 이런 주사를 만드는 데 도와줄 수 없다고 했다. 스승이면서 부원장으로 계신 서울 O병원을 찾아갔었다. 도와달라고 하소연을 했더니 주사제를 만들 수 있는 제약부를 소개시켜 주었다. 금방이라도 날아갈 듯 희망을 가지고 담당직원을 만났다. 어마어마한 시설과 장비를 보면서 이런 곳이라면 내가 원하는 TPN 주사를 만들 수 있겠구나 하는 기대에 부풀었다.

담당자를 만나 선천성대사질환이 무엇이며 이 환자들은 대사가 안 되는 아미노산을 제외한 특별한 아미노산 제재가 필요하고, 그것이 음식물을 섭취할 수 없는 응급상황 때 대사 위기로부터 환자를 구해낼 수 있는 유일한 방법이라고 간곡하게 설득을 했다. 물론 각 성분을 어떤 비율로 아이들 크기에 따라 몸무게 kg 당 얼마를 주는지의 정보를 가지고 있다고 설명을 했다. 그러나 대답은 회의적이었다. 웅장한 시설은 주사제를 만들 수 있는 곳이 아니고 이미 만들어서 시판되고 있는 주사에 아미노산을 섞어 혼합하는 것이 전부였다.

모교인 충남대학교 제약부로 가서 약사를 만나기도 했다. 자세한 사정 이야기를 듣고 나더니 만일 내가 TPN을 직접 만들고 싶다면 무균실을 사용하고 멸균할 수 있는 시설을 빌려줄 수 있다고 했다. 단, 내가다 알아서 해야 한다고 했다. 하지만 내가 환자를 위해 내가 만든 약을 투여했을 경우 한국에서는 이것이 허가를 받지 않은 불법에 해당한다. 그래서 궁여지책으로 TPN 주사는 만들지 못하고 가루로 만들어 엘 튜브(콧줄)를 통해 투여하기 시작했다. 특히 먹지 못할 정도로 토하는 아이들은 다른 음식은 금식을 시키고 구토를 억제하는 주사를 투여한 후꼭 필요한 성분을 투여하여 토하지만 않으면 대사 위기를 극복할 수 있었다.

나이가 들수록 무서운 것을 알고 악을 쓰며 울어대는 꼬마를 진정제를 주어 재운 다음 TPN 용액을 투여할 때 대사질환 아이의 부모와 나는 아픈 아이 옆에서 손과 발을 잡고 있어야 했다. 눈 깜빡할 사이에 아이는 튜브를 고사리 같은 손으로 잡아 뽑아내어 여러 번 반복해서 시도해야 하는 경우도 있다. 이런 방법으로 해결이 되지 않으면 결국은 투석을 하기 위해서 다른 병원으로 이송해야 했다. 분수처럼 뿜어대는 구토 때문에 어쩔 수 없이 투석을 하기 위해 앰뷸런스를 타고 서울로 몇 번 정도 달려갔다. 특히 일요일 저녁때 응급구조단 아저씨들과 아픈 아이를 태우고 수액이 잘 떨어지는지 확인하며 자주 아기의 상태를 확인하기 위해 청진기를 아기 가슴에 대며 아가야 죽지마라 제발 죽지마라 기도하며 달리던 기억은 아마 내가 죽을 때까지 잊지 못할 것이다. 이런 고비들을 넘기며 건강하게 자라고 있는 유전성대사질환 아이들을 보면 가슴이 뿌듯하고 유전학 전문의가 된 보람을 느낀다.

차례

part 2 죽으려고 태어나는 아이는 없다

part 3 다른 세상에선 더 이상 아프지 않기를

part 4 프로피온산혈증 현우의 10년 진료 일지

part 1

하버드 유전학을 한국으로

어려운 환경 속에서 의대에 진학해 소아과 전문의가 되었지만, 태어나자마자 선천성 대사질환으로 고통에 시달리며 치료도 받아보지 못하고 죽어가는 아이들이 너무 많았다. 그런 아이들을 살리기 위해서라도 나는 유전학 공부를 시작해야만 했다.

부르고 또 불러도
그리운 이름, 어머니

나는 사방이 산으로 둘러 싸여 있는 충북 옥천군 청산면과 청성면의 젖줄 보청천이 흐르고 있는 곳에 자리한 작은 시골에서 태어났다. 집 앞으로 흐르는 냇가에는 모래무지며 피라미, 꺽지 등 여러 민물고기가 살고 있어서 틈만 나면 동생들과 고무신을 이용해 물고기를 잡기도 하고 멱도 감았고, 봄날이면 뒷산에 올라가 버들피리를 만들어 불곤 하였다.

경북 김천의 부잣집에서 태어났던 어머니는 14살 때 안타깝게도 내 외할아버지께서 일찍 돌아가시면서 형제들이 뿔뿔이 흩어져 힘들고 외로운 생활을 살아야 했다. 그러다가 18살 때 6살 위였던 아버지를 만나 부부의 연을 맺게 되었다. 결혼 후 아버지는 한국전쟁이 일어나면서 국군으로 징집되어 몇 년간 집에 돌아오지 못하셨다.

아버지가 입대하자 어머니는 한겨울의 냉기 어린 방에서 홀로 출산을 하였는데, 갓난아기인 나를 차마 차가운 방바닥에 눕히지 못하고 당신의 배 위에 올려놓으셨다고 한다. 살 길이 막막했던 어머니는 나를 낳은 지 삼칠일이 되기도 전에 벼를 빻아 떡을 만들어 광주리에 이고는 팔러 다녔다. 변변한 산후 조리도 하지 못해 본인 몸도 힘들었을 텐데 등에는 나를 업고 머리에는 무거운 광주리까지 이고 이 마을 저 마을 다니면서 "떡 좀 사세유!" 하였던 것이다. 그 모습을 생각하면 지금도 마음이 아려온다.

어머니는 떡장사도 하고 텃밭도 일구고 남의 집 일도 거들면서 아버지가 없는 집을 지키셨다. 내가 아버지를 처음 만나게 된 건 네 살 되던 1950년 12월이었다. 전쟁이 끝나고 집으로 돌아오신 아버지를 보면서 동네 사람들은 숙자 아버지가 기적같이 살아 돌아왔다며 자신들의 일인 양 모두 기뻐하였다. 아버지는 자신을 둘러싸고 환영해주던 사람들을 뒤로 한 채 나와 첫 대면을 하게 되었다.

"숙자야, 아버지다. 네 아버지다" 하는 사람들의 부추김을 받아 한없이 낯설기만 한 아버지에게로 조심조심 걸어갔다. 아버지는 감격에 겨운 표정으로 내가 아버지에게 채 다가가기도 전에 나를 번쩍 들어 올려 힘껏 안아주셨다. 그 전에도 삼촌이나 아저씨들이 안아준 적이 있었지만 그때처럼 강렬한 느낌이 들었던 건 처음이었다. 비록 네 살밖에 안된 어린아이였지만 아버지의 체온을 통해 안온함을 느낄 수 있었다.

그때까지 나는 숙자로 불리고 있긴 했지만 어머니는 아버지가 돌아오시면 아버지가 지은 이름으로 호적에 올릴 생각을 하고 있었다. 그런데 이미 네 살이 될 때까지 숙자로 불리고 있던 상황이다 보니 다른 이름으로 바꾼다는 게 늦은 감이 있다고 생각한 부모님은 김숙자로 호적에 올렸다. 그러다 보니 어렸을 때엔 "왜 그때 예쁜 이름으로 바꿔주지 않았어요?" 하고 불평도 했지만 지금은 '김숙자'란 이름이 나에게 가장 잘 어울리는 이름이 되었다.

군대에서 돌아온 아버지는 농사를 짓기도 하고 틈틈이 건축 미장일과 구들을 놓아 방을 만들어주는 일을 하셨는데, 평소 자식들에게는 엄격하였지만 남에게는 인정이 많은 분이셨다. 아버지가 돌아온 이후 내 아래로 다섯 형제가 더 태어나 우리는 여덟 식구가 되었다. 한때는 아버지가 힘들게 일궈 만든 과수원 덕분에 넉넉한 생활을 하기도 했지만 이 년이 채 안 되어 너도 나도 과수원 경작을 하면서 형편이 다시 어려워졌다. 아버지는 자식들을 위해 몸을 사리지 않고 온갖 일을 다 하셨다. 그리고 그런 궁핍한 속에서도 나를 위해 교육보험까지 들어주셨다.

동생들이 태어나면서 동생들을 보살피고 거두는 게 내 중요한 일과 중 하나가 되었다. 아버지와 어머니께서 과수원으로 일하러 가시고 나면 집은 우리 세상이 되었다. 비록 먹을거리가 곤궁했던 시절이지만 다행히 과일만큼은 풍족하게 먹을 수 있었다. 그 외에 특별한 간식거리가 없었던 우리는 풀빵을 구워먹는가 하면 햇밀을 씻어 소다나 당원을 넣고 가마솥에 볶은 뒤 아버지 어머니 몰래 숨겨놓고 먹기도 하였다.

그러다가 해가 기울어가면 동생들을 데리고 산비탈에 있는 과수원에 가서 놀곤 하였다. 매일 밤마다 과수원에는 고라니며 노루, 멧돼지 같은 산짐승들이 내려왔다. '부우엉' 부엉이 울음소리에 동생과 나는 소스라치게 놀라 서로 부둥켜안고 숨을 죽였다가도 그 모양이 우스워 다음날 서로 놀려대곤 하였다. 여름방학이 되면 동생들과 보릿대로 여치집을 만들면서 놀기도 하였다. 그때엔 사소한 일에 티격태격하기도 많이 했지만 이제 와 생각해 보니 그 모든 것이 그립고 애틋하기만 하다. 그 중에서도 어머니가 가장 그립다.

2004년 8월, 어머니는 우리 육남매를 위해 고향 청성에서 직접 채취한 꿀을 싸들고 오셨었다. 그때가 어머니와 마지막이 될 거라고는 짐작도 못했었다. 그날 고향으로 돌아가시다가 교통사고가 나서 뇌를 심하게 다쳐 아프다는 말 한마디 못하고 병원에 계시다가 돌아가셨다. 온기 없는 냉방에서 홀로 나를 낳고 당신 배 위에 핏덩이인 나를 눕혀서 재웠다는 어머니. 밤마다 잠을 줄여가며 뜨개질한 스웨터를 입혀주고, 동생들이 잠들었을 때 금방 낳은 따뜻한 날계란을 몰래 건네주던 어머니. 중학교를 졸업하고 고등학교 진학을 하지 못하게 되어 화장실에서 울고 있을 때 오천구십 원을 빚내어 내 손에 쥐어 주셨던 어머니.

'학처럼 선녀처럼 살다 가신 어머니.'

전에는 그저 구슬픈 유행가인 줄만 알았던 '사모곡'이란 이 노래 가사가 점점 더 가슴에 사무친다. 2011년 8월 30일, 어머니께서 돌아가시던 날에 나는 스위스 취리히에서 비행기가 연착되어 기차를 타지 못하고 작은 호텔에서 하루 저녁을 지내게 되었다. 살짝 잠든 사이 핑크색 영롱한 안개빛을 보았다. 그리고 바로 어머니가 돌아가셨다는 전화를 받았다. 많은 세월을 고생만 하다 돌아가신 어머니였다. 하루하루 고통스럽게 힘겨운 나날을 보내다가 세상을 떠나신 것이다. 자식으로서 의사로서 고쳐 드리지 못했다는 사실에 마냥 죄스러웠다. 더욱이 임종도 지켜보지 못한 자식이 되었기에 더 괴로웠다. 싸늘하게 식은 어머니의 손을 잡고 우리 육남매는 어머니의 인생이 가여워서 울고, 어머니에게 죄송해서 또 울었다.

어머니, 다음 생은 몸과 마음이 모두 평안할 수 있는 곳에서 태어나시길 소망합니다. 어머니는 저희 자식들에게 부족하게 해주어 늘 미안하다고 하셨지만 어머니는 저희 육남매에게 더할 나위 없이 훌륭하고 부족함 없는 어머니셨습니다. 어머니, 우리는 죽을 때까지 당신을 그리워하며 사랑할 것입니다. 어머니, 우리를 낳아주고 사랑으로 길러주셔서 감사합니다.

달빛에 책을 읽으며
의사의 꿈을 키우다

중학교를 졸업하던 날, 아버지께서는 형편이 어려워 고등학교는 보낼 수 없겠다는 말씀을 하셨다. 그때 나에게는 고등학교를 장학생으로 입학하든지 고등학교에 가지 않고 강의록을 사서 대학 입학 검정고시를 보는 두 가지 방법밖에 없었다. 장학금을 받고 고등학교에 들어가지 못하게 될 때를 대비해 검정고시 공부를 할 수 있는 돈을 벌어두어야겠다는 생각도 했다.

그래서 고안해낸 것이 평소 관심이 많았던 연극 공연을 해서 동네 사람들에게 얼마간의 공연비를 벌자는 것이었다. 그때 〈눈 먼 소녀의 생애〉라는 희곡을 직접 쓰고, 동네 아이들을 산과 들로 데리고 다니며 연기 지도를 하였다. 그런데 막상 연극을 하는 날엔 폭우가 하루 종일 쏟아져 공연을 할 수 없었다. 그러다 고등학교 입학 시즌이 되어 학교에 입학 원서를 냈다. 장학금을 받지 못하면 입학을 할 수 없었기 때문에 학교로 가면서도 마음이 착잡했다. 그런데 지원하는 학생 수가 미달이어서 별도의 입학시험이 없었다. 그래서 면접을 보지 않고 그냥 돌아서 나오는데 교장실에서 불렀다. 왜 원서를 내지 않고 돌아가는지 이유를 물었다. 나는 작지만 분명한 목소리로 대답했다.

"저는 시험을 치르는 학교로 가서 장학생으로 뽑혀야 고등학교에 다닐 수 있습니다."

그랬더니 교장 선생님께서 일단 입학금을 내고 학교에 들어와서 공부를 잘하면 장학금을 주겠다고 약속을 하셨다. 하지만 당장 입학금을 낼 수 없었던 나는 아무도 없는 집 모퉁이의 재래식 화장실에서 많이 울었다. 그걸 보고선 어머니가 입학금 오만구천 원을 어디선가 구해 오셨다. 이미 자신의 의사를 밝히셨던 아버지는 그런 어머니를 보고 오히려 호통을 치셨다. 입학금만 있어서 될 일이 아니라 계속 등록금이 들어가야 하는데 그걸 어떻게 감당하겠느냐는 거였다. 그러자 어머니가 "노름으로 일 년 농사 다 날리더니 딸 입학금은 그렇게 아까워요!" 하고 반발을 하셨다. 아버지는 더 이상 반대를 하지 않았다.

집안 사정을 알고 있던 외삼촌께서 교복을 사주셨다. 하지만 책가방과 교과서, 학용품 같은 건 새로 마련할 엄두도 낼 수 없었다. 그래도 학교에 다니게 되었다는 사실 하나만으로도 모든 게 다 견뎌졌다. 노트가 따로 없어서 시험을 보고 난 다음의 시험지 뒷면에다 공부를 하였고, 다 쓴 종이는 화장지로 사용하였다. 얇은 회색 시험지는 잘 찢어지고 힘은 없었지만 화장지로 사용하기에는 좋았다. 공부는 주로 도서관에서 책을 빌려 하였는데 정한 시간 내에 반환해야 하는 압박감 때문에 단시간 내에 요점을 습득하는 요령이 터득되었다.

하루는 이웃에 사는 동급생에게 수학 교과서를 빌렸다가 그 친구가 찾으러 온 적이 있었다. 그걸 보고 아버지가 "저 아이가 왜 너를 찾아온 거냐?" 물었다. 그래서 "제가 저 친구한테 책을 빌렸는데 그걸 찾으러 온 거에요"라고 대답했다. 아버지는 잠시 생각에 잠기더니 집에 있던 겉보리 한 말을 팔아서 책을 사 주셨다. 자신에게 한 번도 원망 없이 그렇게 하면서까지 공부를 하고 싶어 하는 딸이 측은하기도 하고 기특하기도 했던 것 같다. 어찌하다 보니 형편이 어려워서 고등학교에 보내지 않으려 한 것이지 자식을 생각하는 마음은 여느 아버지와 다르지 않았다.

다니지 못할 뻔했던 고등학교라서 그런지 학교에서 보내는 시간들이 나에게는 소중했다. 쉬는 시간에도 화장실을 갔다 올 때 말고는 책을 놓지 않았고, 청소 차례가 되었을 때에는 책을 놓을 수 없어서 걸레를 발에 끼고 다니며 걸레질을 하기도 했다. 하루는 걸레를 빨기 위해 우물가에서 차례를 기다리는 중에 책을 보고 있는데 지나가던 교감 선생님이 날 보시곤 "이름이 뭐냐?"라고 물으셨다. 그러더니 그 뒤 조회 시간에 학생들 앞에서 내 이야기를 했다.

"여러분도 김숙자 학생처럼 자투리 시간을 헛되이 보내지 않고 지혜롭게 활용했으면 좋겠습니다."

그 일로 아이들의 주목을 받게 되어 부담이 되긴 했지만 나는 공부를 하는 게 정말 좋았다. 공부를 하다가 모르는 게 있으면 선생님을 찾아다니며 물었고, 하교 후에도 공부를 하다 의문점이 생기면 선생님 댁을 찾아가 확인을 하곤 하였다. 그만큼 공부에 대한 열정이 강했다. 그런 나를 선생님들은 대견해하고 예뻐해 주셨다. 도시락 반찬으로 주로 고추장을 싸가지고 다녔는데 "너희 집 고추장은 정말 맛있어" 하면서 고추장을 덜어가는 대신 선생님들 반찬을 내게 덜어 주셨다. 덕분에 나는 선생님들이 싸오시는 계란말이며 멸치볶음, 소고기 장조림 등 평소 먹기 어려운 반찬들을 자주 접할 수 있었다. 고등학교 입학 초기엔 동네 변전소 소장 딸아이의 가정교사를 해서 학비를 벌기도 하였다. 그런데 3개월 후 그 분이 다른 곳으로 발령이 나는 바람에 오래는 할 수 없었다.

그 무렵 나는 학교에서 집까지 4km 정도 되는 거리를 걸어 다녔다. 그러다 다행히 학교가 있는 청산에 가정교사 자리를 구해서 집을 떠나 있게 되었다. 선배 언니의 영어와 수학을 가르쳐 주기로 하고 청산에 있는 그 언니 자취방에서 함께 생활하기로 했는데 다행히 아버지도 허락해 주셨다. 처음엔 내가 도와주는 대로 공부를 잘 하던 언니가 남자친구가 생기면서는 밤마다 외출을 하였다. 그러다 이런저런 소문이 나면서 언니는 그곳을 떠나고 나만 남게 되었다.

언니가 떠난 후의 방에는 도서관에서 빌려 온 책들과 보리밥 한 그릇, 간장 종지가 전부였다. 어떻게 해야 할지 막막했다. 밖에는 밤비가 주룩주룩 쏟아져 내 마음을 더 불안하게 만들었다. 그러면서도 더 열심히 살아가겠다는 절실한 마음이 들었다. 언니가 남겨 놓은 햇콩 보리밥 한 그릇을 반만 먹고 나머지는 다음날을 위해 남겨 두고 공부를 하고 있었다. 누군가 방문을 두드렸다. 주인집 아주머니가 와서 밥을 먹으라는 거였다. 가 보니 검은 콩이 들어 있는 쌀밥과 맛있는 반찬들이 상에 차려져 있었다. 밥을 먹으면서도 속으로는 '내일부터 당장 어떻게 하지?' 하는 걱정을 했다.

그런데 다음날 다행히도 아이 둘을 가르치며 먹고 자는 조건으로 무보수 가정교사 자리를 구할 수 있었다. 그 무렵 청산 장날이 되면 가끔 어머니가 농산물을 팔러 나오곤 하셨다. 어느 뜨거운 여름장날 아버지는 육개장을 사 주셨다. 내가 너무 덥다고 하니, 속에 손잡이 막대가 들어 있는 긴 얼음과자를 10개나 사주셨다. 펄펄 끓는 육개장과 속이 시리도록 차가운 아이스크림을 동시에 먹으니 온 몸에서 땀이 줄줄 흘렀다. 그날의 얼음과자는 어찌나 달고 맛있었던지. 아버지는 전혀 드시지 않고 내가 먹는 것을 보며 흐뭇하게 바라만 보셨다. 부모님과 함께 행복하게 살기 위해서라도 공부를 더 열심히 해서 돈을 많이 벌어야겠다고 결심했다.

하루는 내가 가르치는 아이들 어머니가 갑자기 방에 불쑥 들어오더니 아무 말도 없이 백열등 전구를 탁 끄고 나갔다. 내가 매일 밤 늦게까지 공부를 하느라 불을 켜고 있으니 전기세 걱정이 되었던 것 같다. 주인이 불을 끄는 순간 형언할 수 없는 서러움이 솟구쳤다. 영 잠이 오질 않아 그날 밤엔 밖으로 나와 달빛 아래에서 밤새도록 책을 읽었다. 내 몸은 밤이슬에 옷이 촉촉하게 젖어 있었다. 그 다음날 장터로 나가 소주병에 가득 석유를 샀고 작고 예쁘게 생긴 호롱을 하나 샀다. 그날 이후로 주인집 아이들이 잠이 들면 나는 호롱불을 켜고 공부를 했다. 나는 반드시 성공하겠다는 다짐을 하고 또 했다.

그 뒤 고등학교 2학년 때 자퇴를 하고 대학 입학 검정고시에 합격하였다. 그런데 그날 저녁 담임선생님께서 직접 찾아와서 다시 학교로 돌아오라고 권했다. 다음날부터 다시 학교에 다니기 시작하였다. 전처럼 단 십 분도 헛되이 흘려보내지 않고 공부를 하였고, 모르는 것이 있을 때마다 선생님들 집으로 직접 찾아가 문제가 해결될 때까지 눈치도 없이 선생님과 가족들을 괴롭혔다. 그래도 모든 선생님들이 전혀 싫은 내색하지 않고 도와주셔서 늘 일등을 유지할 수 있었다.

고등학교를 졸업하고 의과대학에 합격하였다. 살림이 나아지지 않은 아버지는 등록금이 여전히 걱정인 모양이셨다. 의과대학이 뭐하는 데냐, 몇 년이나 공부를 해야 하느냐, 돈이 얼마나 있어야 하느냐 하면서 궁금해 하셨다. 육남매를 둔 아버지로선 내 교육에만 전념을 할 수 없었기에 솔직하게 대학에 보낼 돈이 없다고 말씀하셨다. 고등학교 입학을 앞두고 한 차례 아픔을 겪었던 나는 이번에는 크게 상심하지 않았다. 장학금을 받고 입학을 할 순 없었지만 독지가의 후원과 담임선생님의 도움으로 의과대학을 다닐 수 있었다.

의사는 마지막까지
희망을 버리지 말아야 한다

소아·청소년과 레지던트 1년차였던 1976년, 그 해 겨울에 나는 임신 중이었다. 그러나 아무에게도 임신했다는 소리를 할 수가 없었다. 바로 위 레지던트 선생님께서 1년차 때엔 결혼을 하지 않는 것이 좋다고 말을 한 적이 있었기 때문이다. 대학병원 레지던트 한 명이 허리 디스크 문제 때문에 병역 면제를 받았다가 갑자기 법이 바뀌어 군대에 다시 가야 해서 레지던트 수가 모자란 데다가 그때 마침 치프 레지던트가 공교롭게도 치질 수술을 하고 입원해 있는 중이었다. 그러다 보니 임신 6개월이 넘은 몸으로 일주일에 5일은 당직을 해야 하는 상황이었다.

임신중독증에 걸려 코끼리 다리처럼 퉁퉁 부어 발에 맞는 신발을 찾기 어려워 샌들을 신어야 했다. 여기저기 뚫려 있는 샌들 사이로 부은 살집이 그대로 다 삐져나와 한겨울의 추위가 고스란히 전해졌다. 제대로 쉬지 못해서 과로가 누적된 상태였다. 어디에서든 눈꺼풀이 감기고 잠이 쏟아졌다.

하루는 의국에서 잠깐 쉬고 있는데 응급실에 환자가 들어왔다고 연락이 왔다. 바로 내려간다고 대답을 해놓곤 나도 모르게 잠이 들었다. 기다리다 못한 응급실 당직 선생님이 쫓아 올라와 발로 문짝을 차는 소리를 듣고 놀라서 깨었다.

"아이가 숨을 쉬지 않는다고요!"

이렇게 긴박한 상황에 도대체 뭘 하고 있느냐는 원망이 눈에 가득했다. 천근만근의 몸으로 얼핏 잠이 들었다가 깬 나는 응급실로 내려갈 때까지도 밀려오는 졸음을 채 떨쳐버리지 못했었다. 그러다 아이를 보는 순간 정신이 번쩍 들었다. 대여섯 살 정도의 아주 귀엽게 생긴 사내아이였는데, 아무리 청진기를 대 보아도 심장 뛰는 소리는 들리는데 숨소리가 들리지 않았다. 그런데 이상한 건 전혀 자가호흡이 없는데 입술에 청색증이 나타나지 않았다.

"석션! 산소! 인공호흡 준비! 빨리 가져와!"

다급히 소리를 지르며 암부백(ambu-bag)으로 인공호흡을 시키는 한편 포도당과 전해질이 들어 있는 수액을 연결했다. 수액에는 응급상황에 사용되는 에피네프린과 스테로이드를 섞어 투여했다. 아이의 부모는 외출 중이어서 이웃사람의 연락을 받고 뒤늦게 응급실로 달려왔다고 했다. 진찰을 하면서 응급실에 오기 전에 아이가 어떤 상황에 있었는지, 무슨 일이 있었는지 부모에게 물어보았지만 특별한 일이 없었다고 했다. 아이가 왜 이렇게 되었는지 짐작이 되질 않았다.

호흡수, 심장 박동수, 혈압 등의 바이탈 사인을 확인했다. 다행히 몸은 따뜻했고 열은 없었으며 혈압은 정상을 유지하고 있었다. 아직까진 동공이 빛에 반응하고 있어 그나마 마음이 놓였다. 그러나 통증에 대한 반응은 전혀 없었다. 기도에 이물질이나 가래가 있지는 않았지만 흡입기로 입에 고여 있는 침을 제거하고 목이 꺾이지 않게 펴서 호흡이 편하게 들어가도록 체위를 유지해주었다.

아이에게 암부백으로 인공호흡을 했다. '곧 괜찮아지겠지'하는 마음으로 아이를 지켜보면서, 아이 부모에게 아이의 출생 후부터의 병력과 가족 중 유전병을 의심할 만한 병은 없었는지 확인하였다. 그런데 아이는 그 동안 전혀 아팠던 적도 다친 적도 입원한 적도 없던 건강한 아이였다.

아이는 계속 인공호흡을 해도 심장은 뛰는데 눈을 뜨지 않았고, 여전히 통증에 대한 반응이 없었다. 그 동안의 경험으로 볼 때 이런 상황에서 살아날 사람들은 대개 30분 이내에 깨어났다. 그런데 30분이 훨씬 지나도 정신이 돌아오지 않자 마음이 초조해졌다. 다리는 더 퉁퉁 붓고 금방이라도 까무러칠 것처럼 힘들었지만 아이에게서 잠시도 한눈을 팔 수 없었다. 뇌에 산소 공급이 오 분 이상 되지 않으면 뇌는 돌아오지 않기 때문에 시간이 지날수록 온 신경이 곤두섰다. '제발… 제발…' 마음속으로 빌면서 아이의 숨이 돌아오기를 기다렸지만 한 시간 두 시간이 지나도 심장만 뛰고 자가호흡이 돌아오지 않았다.

워낙 긴급한 상황이었던지라 그때까지 나는 잠깐이라도 앉아 숨을 고를 여유도 없었다. 그런데 아이의 상태가 좀처럼 나아지질 않고 시간만 흘러갔다. 차츰 내 몸의 고통이 느껴졌다. 그제야 내가 잠시도 앉아 있지 못했다는 걸 알았다. 다리가 아파서 견딜 수가 없었다.

내 몸이 너무 힘드니 '도대체 왜 안 깨어나는 거야!' 하는 불평이 슬며시 고개를 들다가 잦아들었다. 땅으로 꺼져 들어갈 듯한 무거운 몸을 추슬러 아이에게 다시 30분 이상 인공호흡을 했다. 꿈쩍도 안 했다. 전혀 희망이 보이지 않았다. 그러나 죽는 사람들은 항문이 열리는데 이 아이는 항문이 닫혀 있었다. 그래서 인공호흡기를 차마 뗄 수 없었다. 아이의 심장이 멈출 때까지는 인공호흡을 지속하고, 사망이 확인되었을 때 영안실로 옮기라는 지시를 하고 당직실로 올라가 깜박 잠이 들었다. 길지 않은 시간 그렇게 잠이 들었다가 깨어났다. 깨자마자 아이 생각에 부리나케 응급실로 뛰어 내려갔다. 예상했던 대로 침대는 비어 있었다. 또 한 명의 아이가 세상을 떠났구나, 하는 생각에 허탈함이 밀려왔다.

"몇 시에 영안실로 옮겼나요?"

응급실 담당 선생님에게 물었다. 그랬더니 선생님이 "저기 있잖아요" 하며 손가락으로 침대 밑을 가리켰다. 거기엔 방금 전까지 의식이 없던 아이가 무슨 일이 있었느냐는 듯 천연덕스럽게 놀고 있었다. 다시 진찰해 보았다. 의식도 정상이고 의사 표현도 잘했다. 아이를 보니 기쁜 마음과 함께 귀신에게 홀린 것처럼 믿어지질 않았다. 의사로서 어떻게 설명하기도 어려운 기적 같은 일이 일어난 것이다.

오 분 이상 숨을 쉬지 않으면 뇌에 완전히 손상이 온다는 의학 지식이 잘못된 것 같았다. 내가 암부백을 일찍 그만두었더라면 이 아이가 과연 어떻게 되었을까 하는 생각을 하자 끔찍한 생각이 들었다. 병력도 없고 건강한 아이가 이렇게까지 위급한 상황이 되었다면 아마도 부모가 없는 사이에 어른들이 사용하는 어떤 약을 먹지 않았을까 추측이 되었다. 괜찮아지긴 했지만 아이의 약물중독에 대한 검사를 통해 원인을 파악해 보는 것이 좋을 것 같아 입원을 권유했다. 하지만 아이 부모는 사양하고 곧바로 아이와 병원을 떠났다.

지금도 가끔 그때의 일을 떠올려 본다. 그 아이는 무엇 때문에 갑자기 그렇게 되었을까, 약물중독이라면 어떤 약물이었을까 하는 의문이 떠나질 않는다. 임신과 함께 바쁘고 힘들었던 레지던트 시절이었지만 삶과 죽음의 갈림길에 있는 그 아이를 치료하며 얻은 교훈이 있다. 어떠한

43

응급상황에서도 환자의 목숨을 포기하지 말라는 것이다. 그리고 환자를 살리기 위해 할 수 있는 모든 것을 다하라는 것이다.

열악했지만 인정 많았던
무의촌 파견 근무 시절

무의촌에 파견 근무를 하게 된 건 1977년, 첫 아이를 낳던 해였다. 무의촌이란, 말 그대로 의사가 없는 오지를 말한다. 대부분 의과대학을 졸업하면 6개월을 의무적으로 무의촌에서 진료를 봐야 전문의 자격시험을 볼 수 있었다. 나라에서는 "북한에는 무의면이 없다. 따라서 남한에도 무의면은 없어야 한다"는 목표 아래 의사가 없는 면 소재지마다 전공의를 파견 근무하게 하였다.

그 즈음 나는 충남대학교병원 소아·청소년과에 근무하고 있었는데, 전공의가 부족하여 출산한 지 5일 만에 산후 조리도 하지 못한 채 당직 근무를 해야 할 정도였다. 그때 나는 임신중독으로 고생하다 출산 예정일을 보름 앞두고 제왕절개를 하여 출산을 한 상태였다. 다리는 출산 후에도 여전히 퉁퉁 부어 있었고 젖몸살이 심해 양팔을 들기조차 힘이 들었다. 견디다 못한 나는 수련 부장님을 찾아가 어차피 거쳐야 할 무의촌 근무 과정이니 하루라도 빨리 파견을 보내달라고 하소연했다. 그렇게 해서 출산 후 두 달도 되지 않아 무의촌으로 파견을 나가게 되었다. 원래 대부분의 무의촌 파견은 연고가 있거나 여자일 경우 집과 가까운 곳으로 파견 근무를 시키는 게 통례인데 나는 연고지와 전혀 상관이 없는 충남 서천군 시초면 보건지소로 발령을 받았다.

마음이 무겁고 착잡했다. 태어난 지 두 달 된 아기를 포대기에 싸안고 서천행 버스에 올랐다. 창 밖으로 추수를 앞둔 벼 이삭이 누렇게 익어가는 가을 들판이 풍성하게 펼쳐지고 있었다. 시골버스는 들판과 산이 바라보이는 험한 길을 네 시간이나 걸려 서천에 도착했다. 서천군 보건소장에게 인사를 한 후 시초면 보건지소로 향했다. 아담한 보건지소에는 환자를 진료하고 처치할 수 있는 대여섯 평쯤 되는 작은 공간의 진료실과 잠을 잘 수 있는 숙직실, 그리고 뒤로 돌아가면 연탄아궁이가 있는 허름한 부엌이 전부였다. 부엌에는 수도도 없어서 보건지소 밖에 있는 공동우물에서 물을 길어 와야 했다. 그렇게까지 열악한 환경에서 지내게 될 거라고는 생각도 못했었다.

밥과 빨래는 말할 것도 없고 하루에도 수십 장씩 생기는 아기 빨랫감과 아기 목욕 등등 일일이 물을 길어 쓸 생각에 눈앞이 캄캄했다. 며칠 동안 고심하다 아기를 대전에 있는 집으로 데려다 놓고 돌아왔다. 두 달밖에 안 된 아기를 떼어놓고 왔더니, 밤이 되면 아기 얼굴이 아른거리고 보고 싶은 마음에 밤새 뒤척이다 아침을 맞는 날이 많았다. 끼니 때가 되면 연탄불에 음식을 해먹기도 불편해 대충 라면을 끓여 먹는 일이 많았다.

처음엔 내가 왜 무의촌 진료를 서둘렀나 후회도 되었지만 몇 개월 지내다 보니 마을 사람들과 친해져서 위안이 되었다. 보건지소 옆에는 구멍가게가 있었는데 그곳에서 식품들을 사면서 마을 사람들과 이런저런 이야기를 나누게 되었고, 사람들은 텃밭에서 직접 기른 배추와 무, 감자와 고구마를 쪄서 갖고 오기도 했다. 마을의 어느 집에 잔치가 있다거나 특별한 음식을 하게 되면 항상 나를 불러 주었다. 그렇게 모여서 정담을 나누면서 함께 먹었던 음식들이 지금도 가끔 그립다. 특히 애호박을 송송 썰어 넣고 홍두깨로 밀어 만든 구수한 칼국수와 수제비, 시루떡의 맛은 지금도 잊을 수가 없다. 이렇게 때론 엄마처럼 때론 언니처럼 살펴주고 감싸주는 가족 같은 마을 사람들 덕분에 공중보건의 생활을 잘해낼 수 있었다. 그러는 사이 어느덧 가을이 깊어 갔다.

보건지소는 초라했지만 그런 대로 급한 환자를 보는 데 큰 문제는 없었다. 시간이 날 때마다 약품들을 정리했다. 보건지소에는 평소에 써 보지도 않은 생소한 약들이 많았다. 약을 모두 꺼내어 무슨 약인지 확인을 한 다음 꼼꼼히 설명서를 읽고 약 용량과 성분을 정리해서 알아보기 쉽도록 하나하나 벽에 붙여 놓으면 한눈에 들어와 꺼내 쓰기가 편했다.

마을 사람들이 많지 않으니 평소에도 환자가 많지는 않았지만 어쩌다 오는 환자 중에는 만성폐질환 환자도 있었고, 두피에 종기가 난 걸 내버려둬서 머리 전체가 고름으로 덮여 있는 아기 환자도 있었다. 머리를 살짝 누르기만 해도 여기저기서 고름이 계속 나왔다. 마을에서 병원이 멀다 보니 대부분의 환자들이 증상을 키워 만성이 된 경우가 많았다.

특히 제때 치료도 받지 못하고 영양실조에 걸린 아기를 보면서 여기가 한국인가 하는 생각이 들었다. 무의촌 진료를 하면서 가장 어려웠던 점은, 산부인과 경험이 없는 내가 시골 보건지소에서 분만하는 산모를 도와야 하는 것이었다. 아무런 준비도 없이 급하게 아기가 나와 어디로 보낼 상황도 아니었고 태어나 "응애응애" 우는 갓난아기를 바라보며 무엇을 먼저 해야 할지 정신이 하나도 없었다. 탯줄을 묶으려고 봉합사를 찾아보니 큰 상자에 가득했다. 몇 센티미터 정도의 실을 잘라 탯줄을 묶어 처치했는데 다행히도 잘 되었다.

어느 날이었다. 백지장처럼 핏기가 하나도 없어 보이는 키가 크고 깡마른 창백한 얼굴의 아가씨가 오빠의 등에 업혀 찾아왔다. 오랫동안 치료를 하지 않아 죽음에 임박한 폐결핵 환자였다. 아가씨는 진료실 침대에 누워 힘없는 목소리로 "오빠, 한 번만 안아줘!" 하였는데, 눈에는 눈물이 가득 고여 있었다. 그 말은 아가씨의 마지막 부탁이 되고 말았다. 폐결핵은 조기에 치료하면 완치가 가능한 병이었음에도 시기를 놓쳐 스무 살 꽃다운 나이에 숨을 거두는 모습을 지켜보며 의사로서 한없는 안타까움을 느꼈다. 의료시설이 부족하고 무지한 곳에서는 가벼운 질환으로도 사람들이 얼마든지 죽어갈 수 있다는 현실을 통감했다.

입동이 지나며 서서히 추워지기 시작했다. 시골 마을은 추위가 더 빨리 찾아왔다. 하루는 근무를 마치고 연탄아궁이에 불을 넣고 깊은 잠이 들었다가 새벽녘 심한 두통으로 잠이 깼다. 갑자기 속이 메슥거리면서 어질어질하고 터질 듯 머리가 아팠다. 연탄가스 중독이었다. 마침 그날은 남편이 보건지소에 와 있었기에 서둘러 나를 대전에 있는 병원으로 이송하여 응급조치로 회복할 수 있었다. 방바닥의 갈라진 틈새로 연탄가스가 나왔던 것이다.

연탄가스 사고가 난 후 군 보건소에 숙직실을 수리해 달라고 부탁을 했으나 곧바로 쉽게 고쳐주지 않았다. 언제 또 연탄가스가 샐지 모르는 상황에서 그곳으로 돌아갈 순 없었다. 서천군 시초면 보건지소는 의사가 없는 공백 상태가 한 달이나 지속되었다. 내가 없어서 아파도 치료를 받지 못하고 있을 마을 사람들 생각에 마음이 급해졌다. 생각 끝에 충남도청 보건과를 찾아가 보건과장에게 연탄가스 중독에 걸렸던 이야기를 한 다음 빠른 수리를 부탁했다. 알았으니 기다리라는 답변을 받았다.

날씨는 점점 추워지고 크리스마스가 가까워질 무렵, 주민으로부터 서천 보건지소에 의사가 없다는 진정서가 들어가자 군 보건소와 경찰서에서 나에게 확인차 연락이 왔다. 그리고 며칠 후 서천 보건소로부터 연탄가스가 새지 않도록 방바닥을 고쳐놓았다는 통보를 받았다. 서둘러 보건지소로 돌아가 보니 시멘트가 발라진 지 얼마 되지 않아 방바닥은 발이 시리도록 차가웠고 벽에는 냉기가 돌았다. 어쨌든 연탄가스가 더는 새지 않는 것으로 만족해야 했다.

연탄불을 피워 아궁이에 밀어 넣었으나 마르지 않은 시멘트 방바닥이 언제 따뜻해질지 몰랐다. 너무 추워서 발만 동동 구르며 아무 것도 할 수가 없었다. 진료실에 가보니 소독 약품들도 모두 얼어 있었다. 진료실을 나오다가 환자 대기실에 있는 석유난로가 눈에 들어왔다. 일단 저 걸로 냉방에 온기라도 불어넣어야겠다 싶어 방으로 가지고 들어와 난로의 심지에 불을 붙였다. 그런데 난로의 석유가 새어나와 불이 바닥으로 옮겨가더니 방바닥 장판으로 순식간에 붙어 버렸다.

방바닥이 타면서 불길은 유리창을 타고 나갔고 시커먼 연기는 보건소 건물 전체에 가득했다. 순식간에 일어난 일이었다. 맨발로 보건소 옆집 가게로 달려가 도움을 청했다. 마을 방송으로 불이 난 사실을 알리자 집집마다 사람들이 물을 가지고 나와서 불을 꺼주었다. 방바닥은 시커멓게 타 버렸고 유리창은 모두 깨져 버렸으며 연기에 그을린 보건지소는 한순간에 초토화가 되어 버렸다.

파출소로 불려가 조서를 받았다. 조사하는 경찰은, 여의사 혼자 시골에 와서 고생이 많다며 위로하더니, 그래도 정부의 재산인 보건지소에 화재를 낸 것은 형사 사건에 해당한다는 것이다. 조서가 끝난 후 불이 난 보건지소를 내 사비를 들여 고쳐야 했다. 동네 사람들의 도움을 받아

건물의 탄 흔적이 보이지 않을 때까지 흰 페인트를 바르고 또 발랐다. 유리창은 새 것으로 교체하고 타 버린 문짝은 사다가 다시 끼워 맞췄다. 그 달의 월급은 수리비로 전액을 쓰고도 더 보태야 했다. 갑자기 적지 않은 지출을 하게 되니 남편에게 낯도 안 서고 도와주는 마을 사람들에게도 죄송했다. 다행히 한 해가 가기 전에 모든 수리를 말끔하게 끝낼 수 있었다.

다른 보건지소로 발령을 받고 1977년 12월 마지막 날 짐을 정리하려는데 만감이 교차했다. 타다 만 옷가지와 모자, 책 등 대충 짐을 챙겨 대전의 집으로 돌아오는 버스를 탔다. 그리운 가족들과 만나게 된다는 설렘으로 가슴이 벅찼다. 긴장이 풀려서일까 버스 안에 있다 보니 허기가 밀려왔다. 버스가 잠깐 휴게소에서 정차한 사이 금방 구워낸 따끈따끈한 호떡 세 개를 사 들고 돌아왔다. 자리에 앉아 호떡을 한 입 베어 무는데 갑자기 나도 모르게 눈물이 나왔다. 그 동안의 고생과 외로움과 추위에 떨던 날들이 모두 스치며 서러움이 밀려왔다. 집을 떠나 객지에서 혼자 살아냈던 그 6개월은 그만큼 외롭고 힘들었다. 버스가 점점 멀어질수록 마을 사람들의 친절한 얼굴들이 하나둘씩 그리움으로 다가왔다. 그때 하필이면 버스 안에서 〈작별〉이라는 노래가 흘러나왔다.

오랫동안 사귀었던 정든 내 친구여
작별이란 웬 말인가 가야만 하는가
어디 간들 잊으리오 두터운 우리 정
다시 만날 그날 위해 축배를 올리자

잘 가시오 잘 있으오

축배를 든 손에
석별의 정 잊지 못해 눈물을 흘리네

영화 〈애수〉의 주제곡 'auld lang syne'을 우리말로 번안한 노래였다.
로버트 테일러와 비비안 리의 이별 장면에서 흐르던 이 곡을 버스 안에
서 들으며 어느새 내 볼은 젖어가고 있었다.

미국 첫 수련의 생활에서 만난
뇌암 걸린 아이

소아·청소년과를 개원한 지 11년이 되었을 때 병원 문을 닫고 미국행 비행기를 탔다. 그 동안 소아·청소년과 진료를 하면서 치료 한계에 부딪친 적이 몇 번 있었고, 미국에 가면 방법을 찾을 수 있지 않을까 하는 생각에서였다. 의사로서의 한계를 가장 크게 느끼게 한 일이 있었다. 한 집안에 남자아이 세 명이 정상으로 태어났는데 출생한 지 3개월 후부터 원인을 알 수 없는 경련을 반복하다가 3개월에서 6개월 사이에 모두 생명을 잃었다. 그때 개원의가 할 수 있었던 건 한국에서 가장 유명한 대학병원과 대사성질환을 연구했다는 의사를 찾아내 아이를 이송시키고 결국 병명이 밝혀지지 않은 채 아이가 사망하는 걸 고스란히 지켜봐야 했던 것뿐이었다. 소아과 의사로 있는 이상 그런 일이 반복될 거라는 걸 알았다. 그때마다 당황하고 애통해 하면서 눈앞에서 아이들을 떠나보낼 순 없었다.

그런데 국내의 의료 현실에서는 그런 환자들의 치료가 불가능하니 내가 직접 난치성 대사질환에 대한 공부를 하고 와야겠다고 생각했다.

그렇게 해서 가게 된 곳이 미국의 〈알버트아인슈타인대학 부속병원〉이었다. 그런데 첫 오리엔테이션부터 우리나라와 다른 의학 시스템에 당황했다. 그 중 DNR(Do Not Resuscitate Order ; 환자가 고통을 받지 않고 그냥 죽을 수 있게 어떤 치료도 시도하지 말라는 환자들의 요구)를 이해하는 데까지는 많은 시간이 걸렸다.

병원에 근무를 시작한 지 얼마 되지 않은 일요일 아침, 응급실 당직을 맡게 되었다. 응급실에 들어가자마자 환자가 얼마나 있는지 확인을 하는 나에게 선배 레지던트는 침대에서 자는 작은 소년 한 명을 인계했다. 그 아이의 어머니는 지친 모습으로 잠들어 있는 아들의 모습을 지켜보고 있었다. 선배의 설명에 의하면, 4살의 이 소년은 4개월 전에 소아신경과 전문의에 의해서 편두통으로 진단이 되었다. 아이는 전날에 두통과 구토로 응급실로 들어왔으며 내원 당시 맥박, 호흡, 혈압 모두 정상이었고 신경학적 검사 역시 정상이었다. 아이는 계속 토하여 세 차례 진통제를 복용하고 나서야 잠이 든 상태였다.

"아이가 잠에서 깨면 퇴원시키고 내일 아침 신경과 의사에게 다시 돌려보내는 것이 좋겠어."

선배는 나에게 이렇게 말한 뒤 응급실을 떠났다. 소년의 엄마와 대화를 해보니, 집안에 편두통 내력이 있었고 그 엄마 역시 편두통을 앓고 있었다. 또한 소년의 체중은 지난 일 년 동안 늘지도 줄지도 않았을 뿐만 아니라, 두통이 점점 더 잦아지고 심해졌다고 한다. 소년에게 신경을 쓰는 동안 다른 환자들의 진료 기록지들이 쌓였다. 얼른 다른 환자들의 진료를 보기 시작했다. 그때 침대에 있던 소년이 갑자기 날카로운 비명을 질러대며 울음을 터뜨렸다.

놀라서 아이에게로 달려갔다. 아이는 두 손으로 자기 머리통을 감싼 채 몸을 새우처럼 잔뜩 구부리고 있었다. 그 모습만으로도 아이가 얼마나 아프고 괴로운지 알 수 있었다. 아이는 그렇게 15분 정도를 울면서 고통스러워 했다. 아이를 위해 당장 내가 뭘 해줘야 하는지 답답했다. 보고 있을 수만은 없어서 습관적으로 청진기를 아이의 가슴에 대었다. 놀랍게도 아이의 심장 박동수는 그렇게 오랫동안 소리를 질렀음에도 일 분에 50도 되지 않았다. 오히려 내 심장이 울고 있는 아이보다 훨씬 빨리 뛰었다. 좀 더 자세한 검사를 하기 위해 아이에게 바짝 다가갔다. 그 순간 아이의 입에서 울컥 토물이 쏟아져 나왔다. 구토를 하고 나선 덜 힘든지 울음소리가 작아졌다.

아이의 눈을 자세히 들여다보았다. 양쪽 눈의 동공은 크기가 같았고 원형이었으며 외부 안구 근육 운동도 정상이었다. 그러나 안저(眼底) 검사를 하기 위해서 눈에 불빛을 비추자 아이가 갑자기 사나워지며 몸을 심하게 흔들어댔다. 복부반사와 '크레마스테릭 반사(cremasteric reflex)' 등 복부 정상반사는 나타나지 않았다. '바빈스키 반사'는 양성이었으며 사지의 건반사(腱反射)는 증가하였다. 혈압 역시 높았다.

아이의 진료 기록지를 다시 훑어보았지만 모든 소견이 정상이었다. 두통과 구토가 번갈아가며 일어났는데도 신경학적 진찰 소견에서 다시 정상으로 나왔다. 아이를 마룻바닥에 세워 놓고 걸어보라고 하였더니 혼자 힘으로 잘 걸었다. 그런데 1분도 지나지 않아 또 다시 두통 발작을 일으켰다. 수시로 변하는 이 신경학적 상태를 어떻게 기록할 것인지 고민하느라 다른 환자들의 진료를 제대로 할 수도 없었다. 아이의 머리 안에서 무슨 이상이 있는 것 같다고 아이 엄마에게 설명하자 아이 엄마도 같은 생각이라고 했다.

나는 소아·청소년과 당직 의사에게 전화해서, 4살 환자가 있는데 전

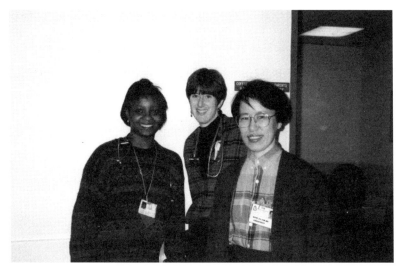
뉴욕 소아과 레지던트 시절.

에도 편두통으로 치료를 받았지만 이번에는 유난히 증세가 심해서 입원과 함께 뇌 정밀검사를 해야겠다고 설명했다. 그러자 전화를 받은 당직 의사는 치프 레지던트에게 다시 전화하라고 충고했다.

다시 치프 레지던트에게 상황을 자세히 설명했다. 치프 레지던트의 대답은 "우리는 편두통 환자를 입원시키지 않습니다. 집으로 보내고 내일 아침 신경과 전문의에게 다시 돌려보내세요"였다. 어떻게 해야 좋을지 몰라 당황했다. 내 영어 실력이 치프 레지던트를 설득시킬 만큼 충분하지 못했다는 생각이 들어 자괴감까지 들었다. 하지만 아이가 단지 편두통인 것만은 아닐지 모른다는 생각에 그냥 돌려보낼 수가 없었다. 다시 더 큰 병원에 연락을 취해 보았지만 여전히 미지근한 반응이었다. 먼 이국땅에서 갑자기 외로움이 밀려왔다.

'아이를 위해서 내가 어떻게 해야 하지? 덱사메타손을 줄까? 아니면 CT 촬영을 할까?'

시간은 흐르고 어떠한 결정도 하지 못한 채 응급실은 환자로 들끓었다. 진료 기록지는 자꾸만 쌓이고 환자들은 너도나도 불평을 하기 시작했다. 한 십대 여자아이는 고함을 지르며 만일 자기가 죽으면 그것은 내가 자신을 빨리 진료하지 못했기 때문이라며 불평했다. 우선 밀린 진료 기록지들을 서둘러 훑어보았다. 다행히 시각을 다툴 정도의 위급한 환자는 없었다.

다른 환자들을 보면서도 내내 아픈 아이 생각에 몰두할 수가 없었다. 다시 다른 병원의 소아·청소년과 응급실에 전화하여 어탠딩 닥터에게 사정 이야기를 했다. 이번에는 아예 빌다시피 도와달라고 부탁을 했다. 어탠딩 닥터는 아이 상태에 관하여 자세히 설명해 보라고 했다. 나는 이 환자의 머릿속에 무엇인가가 자라고 있는 것이 분명하며 뇌압이 심하게 오르락내리락 한다고 강조하면서 환자를 도저히 이 상태로 집에 돌려보낼 수가 없다고 설명했다. 그러자 빨리 환자를 자기에게로 이송시키라고 하였다. 그제야 안도의 한숨이 나왔다.

아이를 그 병원으로 서둘러 이송시킨 후 정신없이 밀린 환자들을 보았다. 얼마나 바빴는지 식사도 못 하고 화장실 갈 여유조차 없었다. 그날 저녁 7시경, 그 어탠딩 닥터로부터 전화가 걸려 왔다.

"닥터 김 축하합니다. 당신은 뇌암 환자를 잘 찾아냈습니다."

아이는 검사 후 뇌암 수술을 위해 수술실로 옮겨졌으나 갑자기 호흡 마비가 와서 수술로 충분히 뇌암 조직을 제거하지 못했다고 했다. 초를 다투고 의사소통에 어려움을 겪고 책임을 추궁당하기도 하면서 외로운 뉴욕에서의 수련의 생활을 보냈다. 그럼에도 미국 사람들과의 경쟁에서 살아남은 힘은 한국인 김숙자로서 물러서지 않겠다는 자존심이었다.

미국에서 돌아오자마자
뇌출혈로 쓰러지다

　　1997년 7월 15일, 미국에서 수련의를 마치고 한국으로 돌아온 지 이틀째 되던 날 밤이었다. 시차 때문인지 잠이 오지 않아 책을 보고 있었다. 그런데 갑자기 머리가 심하게 아파왔고 시간이 흐를수록 점점 심해졌다. 진통제를 먹고 시간이 지났는데도 차도가 없어 새벽 4시에 어쩔 수 없이 가족들을 깨웠다. 남편은 서둘러 충북대학병원 응급실로 나를 데리고 갔다. 경황이 없어 잠옷 차림으로 응급실에 도착한 나는 머리가 이렇게 아픈 건 처음이라고 설명했다. 머릿속에 출혈이 있는 것 같다며 뇌 컴퓨터 사진을 찍어 달라고 하니, 당직 인턴 선생님께서 아직 진찰도 받지 않았다며 내 요구를 들어주지 않았다. 그래서 나도 의사라며 선생님을 설득하여 CT 촬영을 해보니 뇌출혈이었다.

　　출혈로 보이는, 직경 5cm 가량의 하얀 난원형 덩어리가 관찰되었다. 신경외과 주임교수가 서울에서 출퇴근을 하는지라 아침 출근 시간까지 기다려야 한다는 말에 대전에 있는 충남대학 부속병원으로 가기로 했다. 그러자 충북대학병원에서는 다른 병원으로 옮기는 것은 위험하고 가다가 죽을 수도 있다고 만류했다. 마침 급하게 연락을 받은 동생이 도착하여 가다가 죽더라도 얼른 옮기자면서 응급구조단에 연락하여 급히 앰뷸런스를 타고 충남대병원으로 새벽길을 달리기 시작했다. 새벽에 억수 같은 비까지 쏟아져서 자동차 와이퍼를 열심히 작동해도 앞이 잘 보이지 않을 정도였다.

아파 죽는다고 소리를 질러댔지만, 침착한 동생은 오히려 운전사에게 빗길에 서행 운전하도록 조심시켰다. 과속하다 사고가 나면 오히려 내가 더 위험해질 수 있다고 동생은 판단한 것이다. 쏟아지는 폭우와 천지를 뒤흔드는 천둥소리는 나를 더욱 공포에 몰아넣었다. 태어나 이렇게 심하게 아픈 기억이 없을 정도로 금방이라도 머리가 폭발할 것 같은 통증이 계속되었다. 너무 아파서 아프다는 말조차 할 기력이 없었다. 의과대학에 다닐 때 "이렇게 아픈 게 처음이야"라고 할 정도로 아프면 뇌출혈일 가능성이 크다는 신경외과 선생님의 강의가 생각났다.

가까스로 모교인 충남대학병원 응급실에 도착하니, 기대와는 달리 모든 신경외과 의사들이 학회를 가고 1년차 레지던트에게 몸을 맡겨야 했다. 그날 '혈관 조영 촬영'으로 뇌동정맥 기형이라는 것을 알게 되었다. 뇌동정맥 기형에 의한 출혈은 뇌 발생 과정 당시 뇌동맥과 뇌정맥 사이에 정상적으로 생겨났어야 할 모세혈관이 생기지 않고 뇌동맥에서 뇌정맥이 바로 연결되어 혈관 덩어리를 형성하는 뇌동 정맥 기형이 발생하여 일어나는 출혈이다. 나는 왼쪽 마루 뒤통수 쪽에 혈관 기형이 발견되어 진단은 바로 받았다.

신경외과 중환자실로 옮겨진 후 뇌압을 내리는 주사를 맞기 시작했다. 주사를 맞으면 통증이 씻은 듯이 사라지면서 5분 정도는 편안했다. 그러나 5분이 지나면 서서히 머리가 뻐근하기 시작해서 또 다시 통증이

극에 달해 어찌할 바를 몰랐다. 정신은 멀쩡하여 온갖 상상을 하게 되니 더욱 힘들었다. '아, 이제 죽는구나. 이렇게 아픈데 어떻게 살아' 하는 생각이 들었다.

중환자실에서 하루가 지났다. 소아과 과장님이 오셔서 내 상태를 보고 걱정을 해주셨다. 중환자실이지만 먹을 것은 다 먹고, 말도 하고, 통증도 주사 맞을 동안에는 확실하게 덜 아팠다. 소변은 카테타를 통해서 해결하기 때문에 화장실에 가기 위해서 일어날 필요가 없었다. 통증에 시달리며 또 하루가 지나갔다.

7월 18일, 전혀 대변이 나오지 않고 변을 보려고 힘을 주어도 아무 반응이 없었다. 내 코는 냄새를 맡는 후각 기능이 상실되었다. 관장을 세 번이나 해서 겨우 대변이 조금 나왔다. 오른쪽 팔과 다리는 모두 마비가 되었고, 마비된 쪽의 팔다리 모두가 기분 나쁜 감각이 생겼다. 가족과 선후배들 그리고 미국에서 장 회장님이 소식을 듣고 달려오셨다. 후배인 이철민 선생은 내 손을 꼭 잡고 기도를 해주기도 했다.

갑자기 이제 나는 장애인이 되는 건가 불안해졌다. 마비된 오른쪽은 힘도 없는데 형용할 수 없는 이상한 통증에 시달렸다. 마치 화상을 입었을 때 아팠던 통증과 비슷했다. 인턴 때, 교통사고로 다리가 잘린 환자가 발도 없는데 밤에 발이 아프다고 고통스러워하던 모습이 생각났다. 그때는 다리도 없는데 어떻게 아프냐고 이해를 하지 못했었다. 사람의 뇌는 각자 기관들을 관장하는 부위가 있는데 발을 관장하는 부위는 발이 없어졌어도 여전히 활동을 하기 때문에 통증 제어가 불가능하다. 그걸 '팬텀 현상(phantom phenomenon)'이라고 한다.

내 다리가 마비되었고, 마비된 부분의 중추에서 조절해 주어야 할 감각에 대한 억제가 되지 않기 때문에 이렇게 심한 통증과 이상 감각으로 시달리는 거였다. 뇌압을 내리기 위해서 사용되는 '만니톨'이라는 혈압 강하제는 이뇨 작용이 심하여 주사만 맞으면 머리 통증이 순간 없어지기도 하지만 몸에 있는 물이 다 빠져나가 입이 마치 종이가 된 것 같은 착각이 든다. 목이 너무 말라 잠을 잘 수 없을 정도로 고통스러웠다. 하루하루 지나면서 호전되는 것보다는 나빠지는 항목이 늘어났다. 신경외과 과장님이 오시기를 손꼽아 기다렸다.

7월 19일, 지속해서 하루에 네 번 정도 뇌압 조절을 위한 약물이 투여되었다. 주사 맞는 부위가 수액이 들어가는 동안 너무 아팠다. 너무 아프다고 이야기하였더니 간호사가 겉으로 보이기에는 멀쩡해 보이는데 내가 너무 민감한 거 아니냐고 했다. 주사 부위를 중심 정맥관으로 바꾸기 위해 레지던트가 들어와서 시술하는데 너무 긴장하여 손이 떨리는 게 보였다. 아팠던 주사 부위는 혈관을 따라 색깔이 약간 붉은 갈색을 띠었다. '만니톨' 주사가 혈관자극을 주어 피부 색깔이 변한 것 같았다. 두통은 여전했고 음식을 먹으면 목에서 잘 넘어가지 않았다.

7월 20일, 입원한 지 6일이 지났다. 지속해서 사용하는 만니톨 때문에 아팠던 팔이 마치 불에 탄 것 같은 붉은 갈색으로 혈관이 변했다. 잠은 오지 않고 죽을 것만 같았다. 왼쪽은 마비가 오지 않아 손가락이라도 놀리지만, 오른쪽은 전혀 힘이 없었다. 마침내 신경외과 과장님께서 와서 자상하고 세밀하게 진찰을 해주셨다. 바로 수술을 해주실 거라고 기대했는데, 더 지켜본 후 출혈이 진정된 후에 수술할 예정이라고 하셨다.

7월 21일, 몸도 마음도 기진맥진 탈진 상태였다. 통증은 더욱 심해졌다. 아침마다 신경외과 회진이 있었지만, 장애인이 된 내 몸은 조금도 회복될 기미가 보이지 않았다. 두통은 심해지고 먹는 것마저 역류되어 기도를 막았다. 차라리 빨리 죽었으면 좋겠다는 생각까지 들었다. '하버드'라는 것은 이제 나에게는 아무런 의미가 없었다. 이렇게 중환자실에 누워 있으려고 하버드대학까지 가서 공부를 하고 왔단 말인가. 고생해서 배워 온 공부를 단 하루도 써먹지 못하고 중환자가 되어 생사를 오가는 신세가 되고 보니 내가 한없이 불쌍하고 억울했다. 뇌 MRI 촬영은 2주일 후에나 차례가 돌아온다고 했다. 뇌출혈은 시간을 지체해선 안 되는데 2주나 기다려야 한다니 이러다 죽겠구나 싶었다. 나중에 가족에게 들은 바로는, 그때 이미 신경외과 선생님께서 가족들에게 앞으로 의사 생활을 하기 어려울 거라고 했다는 것이다.

7월 22일, 뜨거운 여름날에도 동생은 매일 먹을 것을 싸가지고 찾아와 내가 하다가 다른 사람에게 운영을 맡기고 있는 소아병원 소식을 전해주었다. 동생에게, 서울에서 내과를 개원하고 있는 친구 혜순이에게 연락을 해달라고 했다.

7월 23일, 장마가 끝나면서 폭염이 계속될 거라는 뉴스가 이어졌다. 이런 더위 속에 수술하고 회복하려면 많이 힘들 거라는 생각을 했다. 말을 하면 어눌해진 느낌이 들었다. 오른쪽 시야도 잘 보이지 않았다. 아프기 시작한 지 일주일 정도 지났는데 장딴지가 얇아진 것을 느꼈다. 온종일 침대에 누워 있느라 다리를 쓰지 않아서인 것 같았다. 지극히 일상적이었던 대소변 활동을 비롯하여 먹고 마시는 것조차 어려워졌다. 아무 생각 없이 해오던 일들이 축복과 같은 거였다는 걸 새삼 깨달았다.

7월 25일, 계속된 두통 속에 변화가 없는 하루가 또 지나간다. 팔뚝의 주사 맞은 부위마다 검붉은 색깔로 착색되기 시작했다.

7월 28일, 마침내 혜순이와 통화를 할 수 있었다. 나를 서울에 있는 병원으로 갈 수 있게 도와달라고 사정했더니 몇 시간 후 다시 전화가 왔다. "숙자야 준비 다 됐어. 빨리 올라와. 여기 아산병원 신경외과 교수님은 미국에서 공부하신 선생님이야." 그 말만 들어도 당장 나을 것 같은 희망이 들었다. 혜순이의 말을 전하며 남편과 동생에게 나를 서울로 옮겨 달라고 했다. 하지만 병원에서는 이송 도중 위험한 상황이 발생할 수 있다며 허락하지 않았다. 나는 신경외과 과장님과 직접 면담을 하게 해 달라고 했다.

7월 29일, 뇌출혈 10일 만에 서울로 옮기다가 죽더라도 좋으니까 보내달라고 직접 과장님께 말씀드렸다. 결국 담당 과장님은 마지못해 허락하셨다. 차일피일 수술이 늦어지던 터에 서울로 갈 수 있다니, 어쩌면 살 수도 있겠구나 하는 희망이 피어났다.

뇌수술을 받은 뒤
이름 쓰기부터 다시 배우다

구급차를 타고 서울 아산병원에 도착했을 때는, 이미 날은 어두웠고 대부분의 직원이 퇴근을 한 뒤였다. 병원 입구에는 혜순이가 진작부터 나와서 기다리고 있었다. 친구를 보자 눈물이 왈칵 고였다. 일반 입원실이 없어 특실로 수속을 밟은 뒤 다시 뇌 MRI 촬영을 했다. 처음보다 뇌출혈이 상당히 진행된 상태였다. 가슴에 붙였던 중심부 정맥 루트는 즉시 제거되었고, 뇌압을 내리기 위해서 사용되었던 '만니톨'도 중단되었다.

7월 30일, 아침 일찍 신경외과 선생님께서 환하게 웃으시며 인사를 건넸다. 담당의사의 밝은 표정을 보니 더욱 안심이 되었다. 모든 게 잘될 거라는 말씀을 들으며, 머리에 모자를 쓰고 침대에 실려 수술실로 들어갔다. '정말 내가 이 수술실에서 살아나올 수 있을까' 불안함이 엄습했지만 금방 털어내고 마음을 다졌다.

그리고 얼마나 지났을까. 끝도 없는 캄캄한 길을 공포에 떨며 헤매다가 눈을 뜨니 회복실이었다. 의사가 다리를 들어보라고 하였다. 마비되어 움직일 수 없었던 다리가 아무 일도 없었던 것처럼 잘 들렸다. 수술 해주신 외과의사 선생님들에 대한 무한한 존경심이 샘솟았다. 머리는 온통 붕대로 감겨서 속이 어떤지는 보이지 않았다. 수술 후 진통주사 때문에 잠을 많이 잔 것 같다. 마취가 풀려서 가볍게 올라가던 다리가 오후에는 다시 힘이 없어지기 시작했다. 아마도 수술 후 부종 때문이라는 생각이 들었다. 수술 시간이 세 시간 정도 걸릴 거라고 했지만 7시간이 넘게 걸려서 가족들을 애타게 했으며 수술 도중 전광판에 보이는 환자 명단에서 내 이름이 없어져 순간 죽은 줄 알고 어머니께서는 실신까지 할 뻔했다고 한다.

수술이 끝나고 마음의 안정을 찾을 때쯤 머리의 반대쪽에도 혈관 기형이 있는지 확인하기 위해서 혈관 조영술을 해야 한다고 했다. 오른쪽 다리 서혜부에 바늘을 찔러 혈관 조영술을 하기 전에 혈관 조영술에 사용되는 조영제 때문에 부작용이 났던 생각이 나서 무섭고 불안했다. 그러나 아무 부작용 없이 혈관 조영술을 마쳤고 다른 혈관 기형이 없다는 것을 알게 되었다. 그러나 혈관 조영술 후에 다시 다리 마비가 왔다. 오른쪽 시야도 잘 보이지 않아 큰 벽을 세운 것 같은 느낌을 받았다. 혈관 조영을 한 자리에서 계속 피가 새어 나왔던 것이다. 뒤늦게 피가 나오지 않도록 조치가 취해졌다. 오랫동안 출혈을 방치해 두었던 것에 불평하고 싶었지만 그냥 참기로 했다.

호주에서 남동생 서구가 왔다. "누나 고생 많이 했지" 하며 내 손을 잡아주었다. 서구가 내 머리에서 냄새가 심하다며 머리 붕대를 모두 풀고 수술할 때 흘렸던 피를 닦아내고 상처에 닿지 않게 머리를 조심조심 감겨 주었다. 하루하루 지나면서 뇌의 부종이 빠지는지 마비가 모두 풀렸다. 뇌출혈이 있는 동안 관장을 여러 번 해도 대변이 잘 나오지 않던 것이 모두 해결되었다. 뇌압을 내리는데 사용되는 만니톨 대신에 스테로이드가 사용되어 내 얼굴은 주름살이 모두 펴지고 살이 통통하게 쪘다. 더불어 식욕이 돌아와서 먹고 싶은 것이 많아졌다.

　누워 있기만 해서 내 힘으로 전처럼 걷는 것도 연습이 필요했다. 다음날부터 침대에 내 몸을 묶고 서 있는 연습을 한참 한 뒤, 침대 없이 붙잡고 일어서는 연습을 반복하였다. 걷는 것만 연습이 필요한 게 아니었다. 내 이름 석 자가 어떻게 생겼는지는 알면서도 막상 손으로 써지지는 않았다. 미국 보스턴에서 사용한 신용카드 때문에 사인을 해야 하는데 사인조차 할 수 없었다. 보다 못한 남편은 초등학교 1학년이 쓰는 쓰기 노트를 사다가 한글을 가르쳐주듯 맨 윗줄에 '김숙자 김숙자'를 써 놓고는 보고 그대로 쓰라고 했다. 생각만큼 잘 되지 않아 그림을 따라 그리듯 보고 한 줄 쓰고 다시 보고 한 줄을 쓰면서 내 이름을 손에 익혔다. 다시 의사를 하기는커녕 내 이름 석 자도 못 쓰고 있으니 그야말로 대성통곡을 하고 싶은 심정이었다. 하지만 그런 나를 바라보는 가족의 심정은 오죽하랴 싶어 이를 악물고 참았다.

　수술이 잘 되었다고는 했지만 모든 기능이 정상으로 돌아오기까지에는 시간이 많이 필요했다. 그 과정에서 예전의 나와 너무 다른 나를 보면서 혼란과 갈등을 겪기도 했다. 참을성이 많아 평소에 스트레스를 잘 받지 않던 나였건만 글씨 연습이 잘 안 되면 금방 스트레스를 받고 머리가 아팠다. 전화번호도 기억을 할 수 없어 즉시 받아 적지 않으면 생각이 나질 않았다. 오른쪽인지 왼쪽인지도 잘 구별되지 않았고 침대에서 내려와 화장실을 가야 할 때도 멍해지면서 어떻게 가야 하는지 생각이 나질 않았다.

　다시 시야 검사 등 안과 검사와 뇌파 검사, 심전도 검사 등등 여러 가지 검사를 받았다. 두 눈의 오른쪽 반은 보이지 않았다. 판단력이 완전하게 돌아오질 않았기 때문에 보이지 않는다는 사실도 몰라 하루에 몇 번씩이나 머리를 세게 부딪치곤 했었다. 한 쪽은 머리카락이 있고 한 쪽은 없는 게 더 이상해서 병원 지하 이발소에서 머리를 모두 깎아버렸다. 그걸 보고 남편은 갑자기 사라졌다 나타나더니 내 머리에 모자를 씌어 주었다. 그리고 지팡이를 내게 쥐어주었다. 그걸 보고 나는 그 동안 참고 있던 감정이 폭발했다.

"지팡이는 왜 사왔어요! 나더러 평생 지팡이에 의지해 살라는 거예요!"

내가 큰 목소리로 난리를 치니까 남편은 슬며시 지팡이를 가지고 나가 쓰레기통에 버리고 돌아왔다. 아내의 병수발을 들며 지치기도 하고 짜증이 날 법도 한데 남편은 이렇게 내 옆에서 변함없는 애정을 보여 주었다. 그런 남편을 위해서라도 반드시 내 힘으로 일어나 온전히 걸어 보이고 싶었다. 나는 양쪽 손으로 힘겹게 벽을 붙잡고 복도를 하루 종일 걷고 또 걸었다.

8월 12일, 신경외과 병동에서 재활의학과 병동으로 옮겼다. 아들에게 내가 쓰던 컴퓨터를 갖다달라고 했다. 컴퓨터를 막상 보자 어떻게 켜고 썼는지 생각이 나지 않았다. 컴퓨터 사용법도 다시 배웠다. 그리고 손가락 하나씩 자판을 누르는 식으로 그 동안의 투병일지를 쓰기 시작했다.

글씨 쓰기는 조금 늘었지만 글씨를 쓸 때마다 손이 내 의지와는 상관없이 흔들렸다. 수술 후 경련을 예방하기 위해서 오르필이라는 항경련제를 쓰고 나서 점점 심해졌다. 물을 먹으려고 컵을 들고 있으면 손이 심하게 흔들려 밖으로 물이 넘쳤다. 그럴수록 재활치료를 열심히 받았다. 작은 천에 단추 구멍을 만들어 내는 바느질 연습도 했고, 색종이를 모양 나게 접어서 작은 액자도 만들고, 유부초밥을 만드는 실습도 했다. 제일 어려운 것은 똑같은 모양을 찾아서 끼워 넣는 일이었다. 특히 덧셈, 뺄셈, 나눗셈, 곱셈 등의 연산 능력이 없었다. 남편이 곱셈과 나눗셈을 매일 몇 문제씩 내주었는데 풀어 보면 겨우 반 정도가 맞았다. 가끔 머리가 아파 전처럼 또 출혈이 있진 않을까 불안했지만 진통제로 잘 해결되었다.

하루는 하버드의대 주임교수님께서 한국에 오신다는 연락을 받았다. 담당 주치의에게 허락을 받고 환자복 위에 평상복을 걸친 후 김포공항으로 향하였다. 잘 걷지 못하는 상황이라 에스컬레이터는 안전하지 못했지만 부축을 받고 공항에서 하비 교수님과 아내 바바라를 만났다. 잠시 내가 환자라는 생각을 잊을 만큼 반가웠다. 내가 좋아하는 바이올렛 꽃을 한아름 안고 먼 곳에서 일부러 찾아와 준 주임교수 내외분께 한없는 감사와 존경심을 느꼈다. 그날 근사한 레스토랑에서 함께 저녁 식사를 하면서 이야기꽃을 피웠다.

어느덧 팔월도 중반을 넘었고 아산병원이 마치 내 집처럼 익숙하게 여겨지고 있었다. 병원에서 친구도 사귀었다. 그리고 혼자 걸을 수 있고 책도 읽을 수 있고 글도 쓸 수 있게 되었다. 혹독한 투병 과정을 겪으면서 감성이 살아났는지 시를 끄적거리기도 하였다. 가끔 방문객이 찾아오면 식당에 가서 맛있는 음식도 사먹었다. 거의 매일 올라오는 여동생 선자와 친구 혜순이 덕분에 지루한 병원생활을 잘 견뎌낼 수 있었다. 남편 역시 하루도 쉬지 않고 보호자용 침대에서 자면서 나를 간호하였다. 어느덧 재활치료가 끝이 나고 있었다.

뇌출혈로 중환자 신세이다가
눈물겨운 재활 후 의사로 복귀

1997년 9월 12일, 아산병원에서 퇴원하고 나는 곧바로 호주로 갔다. 함께 간 동생과 동생 가족, 남편 모두 내가 그곳에서 재활할 수 있도록 적극적으로 도와주었다. 나는 동생 내외가 만들어 주는 맛있는 음식들을 받아먹으며 수영을 다니고 운동을 하고 휴식을 취했다. 그러는 사이 민머리였던 머리에서 머리카락이 만져질 만큼 자라나고 있었다. 수영장에 간 첫날, 오랜 만에 수영복을 입다가 오른쪽 엉덩이에 살이 거의 없다는 걸 알았다. 다리는 걸으면서 장딴지가 조금 생겼지만 한쪽 엉덩이는 아직 뼈만 앙상했던 것이다.

그해 12월, 4개월여 머물던 호주를 떠나 귀국길에 올랐다. 그 동안 머리카락은 꽤 자랐으나 모자를 벗을 정도는 아니어서 모자를 쓴 채 돌아왔다. 청주 집에 들어서자마자 마음이 안정되었다. 내가 돌아왔다는 소식을 듣고, 옆집 아주머니께서 제일 먼저 달려오셨다. 어느 날 밤 갑자기 나간 뒤로 소식이 없어 매우 궁금했었다며 무슨 일이 있었는지 궁금해 하셨다. 할 말이 많았지만, 그저 많이 아팠었다고만 말씀 드렸다.

하루라도 더 빨리 일상으로 돌아가기 위해 우암산 중턱 삼일공원까지 매일 혼자 걸어갔다 왔다. 산에는 오동나무며 떡갈나무, 갈참나무 그리고 아기단풍 같은 활엽수들이 우수수 낙엽을 떨어뜨리고 있었다. 또 한 해의 가을이 덧없이 깊어간다는 상념에 젖으면서도 한편으론 내가 다시 살아났기 때문에 올해도 고운 단풍을 볼 수 있게 된 거라고 생각하니 감개무량했다.

호주에서 돌아와 다시 한 달이 지났다. 꾸준한 운동과 재활치료 덕분에 건강 상태가 눈에 띄게 좋아졌다. 큰마음을 먹고 〈김숙자소아과〉로 출근을 했다. 모든 게 눈에 익은 것들이었지만 아직은 서먹하고 또 새로웠다. 반갑게 맞아주는 직원들에게 내가 없는 동안에도 열심히 병원을 지켜주어 고맙다고 인사를 했다.

내 진료실로 들어와 책상 앞에 앉았다. 나도 모르게 가슴이 먹먹해 왔다. 다시는 그 자리에 앉을 수 없다고 생각해 비탄에 빠져 남 몰래 눈물을 흘리던 날들이 떠올랐다. 얼마나 다시 와보고 싶던 진료실이었던가. 얼마나 다시 입어보고 싶었던 의사 가운이었던가. 북받쳐 오르는 감회를 억누르며 미리 준비해 간 초록색 수술실 모자를 머리에 썼다. 나에게 진료를 받던 꼬마 환자들이 내 모자를 보더니 "원장님, 그거 뭐에요? 모자 벗어 보세요" 하면서 졸랐다. 그래서 "선생님이 머리카락이 많이 짧아서 모자를 쓴 거야"라고 말해주었다.

출근한 지 이틀째 되던 날이었다. 심하게 탈진된 아기에게 정맥 수액을 투여해야 하는데 내가 주사를 잘 놓을 수 있을지 손에 땀이 나고 손가락도 약간 떨렸다. 처음 의사가 되었을 때 소아·청소년과에서 주사를 처음 놓을 때와 비슷한 느낌이었다. 그래도 예전의 감각이 아주 사라지진 않아서 무사히 정맥주사를 놓을 수 있었다. 그리고 나서는 다시 아이들을 진료할 수 있었고 이 기적 같은 행운에 감사하고 또 감사했다.

내 몸이 정상으로 돌아온 것처럼 머리카락도 충분히 자라서 모자를 벗을 정도가 되었다. 건강을 완전히 회복하기 위해 일상에서 제일 먼저 하는 일은 수영장에 가는 거였다. 수영은 한꺼번에 많은 힘을 소모하지 않고 서서히 움직이며 체력을 안배할 수 있는 운동이기에 꾸준히 하루도 거르지 않고 열심히 하였다. 그러면서도 머리 수술 후유증으로 혹시 간질 발작 같은 것이 있을까 봐 수영장에 혼자 가는 게 두려웠는데, 다행히 걱정했던 간질 같은 건 단 한 번도 일어나지 않았다.

서울 아산병원에서 수술해주셨던 신경외과 교수님께 정기 진료를 받으러 갔더니 모든 게 정상이니 더는 외래 진료를 받지 않아도 된다고 하셨다. 그 말을 듣고 병원을 나오는데 마치 구름 위에라도 떠 있는 것처럼 심신이 가벼웠다. 지긋지긋했던 투병 생활이 완전히 끝난 것이다. 죽을 것만 같이 위험했던 시간들, 몸이 마비되고 혀가 마비되어 아무 것도 할 수 없고 말도 할 수 없었던 시간들, 내 이름 석 자를 다시 쓰며 재활치료를 받았던 시간들을 다 이겨내고 마침내 모든 것이 정상이 된 것이다.

그 순간 이후부터의 삶은 또 다른 김숙자의 삶, 보너스와 같은 삶이라고 생각하기로 했다. 하늘이 나에게 이런 기회를 주는 것은 희귀난치질환 아이들을 위해 남은 시간을 바치라는 뜻이라고 생각했다. 그러기 위해서 나에게 죽음과도 같았던 고통을 경험하게 한 것이라고.

나는 오늘도 살아 있다. 그리고 오늘도 의사 가운을 입고 아픈 아이들을 돌보고 있다. 그 순간이 나에겐 기적이요, 가장 큰 보람이자 행복이다. 더 무엇을 바라겠는가.

보스턴에서 다시 시작한
선천성대사질환 공부

1997년 7월에 미국의 소아아동병원에서 수련을 마치고 돌아올 때, 1년 후 다시 미국으로 돌아가 1년간 매사추세츠 제너럴 병원에서 근무하기로 계약이 되어 있었다. 계약을 이행하기 위해 1998년 8월에 보스턴 로건 국제공항에 도착했는데 일디코가 배웅을 나와 있었다. 일디코는 선천성대사질환 클리닉에서 같이 근무했던 헝가리 출신의 여자였다. 우리는 서로 끌어안고 얼굴을 부비면서 반가워서 어쩔 줄을 몰라 했다. 서로 밀린 이야기를 하느라 끝도 없이 이야기가 이어졌다.

찰스 강을 따라 다시 보는 보스턴은 유난히 아름답게 느껴졌다. 일디코의 집에 짐을 푼 다음날 매사추세츠 제너럴 병원 주임교수이면서 멘토인 닥터 비비안 쉬를 찾아갔다. 전부터 알고 지낸 사이였고 보스턴에 있을 때 일주일에 한 번씩 교수님과 대사질환 환자를 보았었기 때문에 모든 것이 낯설지 않았다. 일 년 전 한국으로 돌아가자마자 뇌수술을 받았었다는 이야기를 하니 매우 놀라 나를 입원실로 데리고 갔다. 그리고 뇌 MRI 촬영과 뇌파 검사 등을 포함하여 내가 의사로서 제대로 역할을 다할 수 있는지 총체적인 검사를 받도록 하였다. 또한 장애 여부를 확인하였고, 장애가 있다면 일을 할 수 있는 여건을 병원에서 준비해 주어야 하는지를 확인하였다. 비비안 쉬는, 이 과정이 나와 같은 일을 겪은 사람에게는 모두 해당되는 것이며 검사 결과가 나올 때까지 나는 환자를 진료할 수 없다고 했다.

다 나았다는 판정을 한국에서도 받았는데 왜 이러지 처음엔 불쾌했는데 설명을 듣고 나서 좋은 절차라고 생각했다. 의사들은 수술을 하기도 하고 때론 환자의 목숨이 좌우되는 중요한 판단과 결정을 하기도 하는 만큼 큰 수술을 겪고 난 사람들의 적합 판정 여부를 재확인하는 것은 꼭 필요하다. 다시 의사로 일해도 좋다는 허락이 떨어지지 않으면 어쩌나 하는 불안감은 없었다. 미국에 오기 전에 이미 모든 것이 다 정상이라는 검사 결과가 있었고, 내 상태가 어떤지는 내가 잘 알고 있었기 때문이다. 느긋하게 결과를 기다렸다.

생각지도 못했던 시간 여유가 생기자 아동병원에 있을 때 알았던 은사님들과 친구들도 만나고 방도 구하러 다녔다. 그리고 일 년 전에 맡겨 두었던 짐들을 다시 찾아왔다. 미국을 떠날 때, 다시 오기로 고용계약이 되어 있었기 때문에 탁자, 침대, 책상 등 가재도구들을 톰슨 할머니에게 맡겨 놓았었다. 톰슨 할머니는 하버드의대 부속 어린이병원 안과에 근무하는 안경사 짐 패리가 소개해준 할머니였다. 일부 짐과 책들은 일디코가 보관하고 있다가 돌려주었다. 내가 몰던 차는 일디코의 아들에게 사용하도록 했었는데 뇌출혈 후 운전하는 것이 불안정해서 그냥 처분하였다.

나는 세라토가 스트리트에 있는 집을 구했다. 방이 여러 개였으며 냉난방이 잘 되지 않았다. 전에 살던 독일에서 온 의사 부부가 귀국하면서 많은 물건들을 남겨주어 보탬이 되었다. 친절한 일디코는 더운 여름날 전철 타는 법을 가르쳐주기 위해 땀을 뻘뻘 흘리면서 어떻게 표를 구입하고, 어디에서 타고 어디에서 내려야 하는지 일일이 설명하고 보여 주었다. 그렇게 출근 준비를 해나가고 있는데 병원에서 연락이 왔다. 다시 의사로 일해도 좋다는 허락이 떨어진 거였다. 당연한 결과였지만 그래도 기뻤다.

매일 아침 집을 나설 때마다 '오늘은 어떤 환자를 만나게 될까, 어떤 걸 새롭게 배울 수 있을까' 하는 의욕으로 넘쳐났다. 병원에 출근하여 아침 콘퍼런스가 끝나면 '네이비 야드'에 있는 연구소로 갔다. 들어가면서부터 경비가 삼엄하고 아이디카드 없이는 아무 데도 들어갈 수 없는 곳이다. 그곳에 있는 비비안 쉬의 연구소에서 하나씩 일을 배우고 실험을 하고 유전병 환자들을 보았다.

한 번은 2개월 된 '요소주기 이상' 환자인 쌍둥이를 진찰하고 혈액을 채취하였을 때 비비안이 내가 머리 수술을 받았지만 기술이 좋다며 칭찬했다. 기분이 좋아 속으로 흐뭇해하고 있는 나에게 뽑은 혈액을 얼음봉지에 담아 쥐어주며, 직접 혈액을 가지고 검사실로 가서 암모니아 검사 결과를 즉시 확인하라고 했다. 요소주기 환자들에게 암모니아는 뇌손상을 일으키는 물질이기 때문에 검사를 지체하면 정확한 결과를 알 수가 없어서 항상 검사 후 즉시 확인해야 했다. 한국에서 한 번도 암모니아 검사를 해보지도 않고 저세상으로 떠나보낸 세 형제들이 마음에 걸렸다. 그때 이런 정보를 가지고 있었더라면 아이들을 살릴 수 있지 않았을까 하는 생각에 마음이 아팠다.

매사추세츠 주에서 발견된 대부분의 단풍당뇨병 환자는 비비안에게 의뢰되었다. 아주 어린 환자로부터 나이든 노인까지 다양했다. 미국 보스턴 아동병원에 2년간 있었어도 한 케이스도 보지 못했던 단풍당뇨 환자가 거의 매주 있었고, 아예 단풍당뇨 환자모임이 있을 정도로 많았다. 책에도 없는 치료 매뉴얼을 배우는 것이라 새롭고 흥미진진했다. 환자를 볼 때마다 칼로리나 영양을 계산해야 해서, 단순한 계산도 틀릴까 봐 계산기를 찾느라고 늘 바빴다.

MGH 본원과 네이비 야드에 있는 연구소는 셔틀버스가 있어 항상 무료로 움직일 수 있었다. 천정이 유리로 되어 있어 온실처럼 생긴 이 연구소에서 점심시간이 되면 많은 연구원들과 만나 서로 인사를 나누게 되는데 한국에서 온 연구원도 있었다. 이 중에 현순이는 서울에서 대학을 졸업하고 미국으로 유학을 와서 연구하고 있는 똑순이였다. 매일 점심마다 만나다 보니 서로 친해지고 의지하게 되었다. 그러다 결국 현순이는 우리 집으로 이사를 와서 함께 살게 되었다.

어느 날이었다. 죽은 사람의 안구에서 뽑은 50여 개의 '안방수(眼房水, aqueous humor)'를 가지고 성분에 대한 아미노산 분석을 하라는 지시를 받았다. 눈은 다른 기관과 달리 사망을 해도 체액의 성분이 쉽게 변하지 않는 이점이 있기 때문에 체액 분석에 많이 이용된다. 처음에는 남의 눈이라는 생각 때문에 끔찍하기도 했지만, 일찍 분석을 끝낼 욕심으로 주말까지 일했다. 분석 시에 지표가 되는 '인터널 스탠다드'를 넣지 않고 분석을 하여 결과가 엉망이 되었기 때문에 처음부터 다시 해야 했다. 주말에 아무도 없는 연구실에서 유기산, 아미노산 분석기 앞에 앉아 연구하는 것이 얼마나 피곤하고 고독한 일인지 뼈저리게 실감했다.

그보다 더 힘든 건 환자에게서 갑자기 전화가 오면 환자에 대한 오리엔테이션도 없이 환자의 문제를 해결해주어야 했다는 점이었다. 질문의 내용도 금방 받아 적지 않으면 나중에 생각이 나지 않는 일이 있어

하나라도 놓치지 않으려고 신경을 곤두세우다 보니 더 스트레스를 받았다. 그리고 환자 개인마다 단백질 양과 칼로리, 물을 계산해주어야 한다는 거였다. 계산기 없이 계산하는 건 머리가 지끈거릴 정도였다.

외래에서 모든 환자는 클리닉 노트에 병원에 온 이유와 이학적 소견과 처방에 대해서 환자 보호자에게 편지를 써야 했는데, 뇌수술 이후 타이핑을 하는데 시간이 너무 많이 걸렸다. 그걸 잘 알고 있는 일디코가 주말이면 자기 집에 나를 불러서 빠른 속도로 타이핑을 해주곤 하였다. 항상 나를 격려하면서 내가 필요한 부분들을 기꺼이 도와주는 일디코가 있어서 보스턴에서의 생활을 잘 견뎌낼 수 있었다.

1998년 8월 어느 날, 환자의 부검이 있을 것이라는 유전학 교수의 말에 황급히 지하 부검실로 내려갔다. 코핀로우리증후군(Coffin-Lowry syndrome)이라는 병을 앓았던 환자였다. 이 병은 X-염색체를 따라 유전되는 질환으로 키가 잘 자라지 않고 정신지체를 일으킨다. 죽은 이는 병원에서 오랫동안 치료를 받았던 환자로 생전에 보았던 기억으로는 얼굴이 조금 험악하게 생긴 편이었으며, 그는 유난히 키가 작고 힘이 없어 보였다. 사각형인 이마에 팔자 모양으로 생긴 눈썹은 아래를 향해 있었고 양쪽의 두툼하고 진한 눈썹은 서로 붙어 길게 연결되어 있었다. 양쪽 광대뼈 부분은 움푹 패어 들어가 있었다. 그리고 머리는 숱이 많아 험상궂어 보였고 콧등이 납작한 들창코였다. 아래턱은 툭 튀어나왔고 입은 항상 벌어져 있었으며 치아는 들쑥날쑥 고르지 못했다. 또한 귀는 크고 윗부분이 날개같이 넓었다. 척추는 약간 S자형으로 구부러져 있고 가슴통은 술통처럼 빵빵했다.

환자가 살아 있을 당시의 아이큐는 50 이하로 심한 정신지체를 보여 사회적으로 혼자 독립해서 살 수 없는 상황이었다. 손은 가늘고 양쪽 엄지손가락은 짧고 뭉툭했으며 손가락 관절은 유연했고 언어는 간단한 의사소통을 하는 정도였다. 그런 모습의 환자를 살아 있을 당시 대하는 심정과 숨을 거둔 후 지켜보는 기분은 매우 착잡했다. 한 소중한 생명이 태어나 그렇게 힘겨운 삶을 살다 가면서 숨을 거둔 마지막에는 육신까지 해부되어야 한다니 한없이 측은했다.

부검실에는 자리가 없을 정도로 의사들이 모여 서서 지켜보고 있었다. 가운데 트레이에는 이미 가지런히 잘린 장기가 놓여 있었다. 간, 폐, 심장, 뇌, 골격 등…. 환자가 살아 있을 때의 모습과 부검을 한 후 각 장기를 맨눈으로 볼 수 있는 소견을 주제로 토론이 시작되었다. 환자가 살아온 병력에 대한 발표가 있었고 환자에 대한 부검 전 맨눈으로 진찰받았던 소견에 대해 발표가 이어졌다.

많은 것을 느끼고 생각하게 하고 판단해야만 하는 순간이었다. 어제까지만 해도 걸어 다니며 살아 있던 사람이었는데 숨을 거두자마자 체온이 식기도 전에 장기를 잘라서 펼쳐놓은 채 학습의 대상이 되고 있는 것이다. '의학의 발전'을 위한다는 대의명분이 있긴 하지만 마음이 몹시 괴롭고 불편했다. 그러나 이런 생각까지 털어버리게 한 건 부검실을 가득 채우고 서 있는 사람들이었다. 각각의 목적으로 모여든 의사, 병리사, 과학자들은 모두 기립한 채 진지하고 엄숙하게 부검을 지켜보고 있었다. 죽은 자를 부검하게 하는 것은 '두 번 죽이는 것'이라며 부검을 대부분 허락하지 않는 한국 정서와는 달리 미국에서는 많은 환자 가족들이 의학 또는 학문이 발전하기 위해 죽은 이의 부검을 기꺼이 허락하고 있다. 그리고 부검에 임하는 사람들이나 그걸 지켜보는 사람들의 태도도 숭고하기는 마찬가지였다. 평생을 고통으로 살다 간 사람을 연구하여 재발을 막겠다는 의료진의 노력과 열정이 고스란히 느껴졌다.

나는 매사추세츠 제너럴 병원의 유전학 프로그램 때문에 대사성질환 말고도 임상 유전질환 환자도 같이 봐야 했다. 임상유전학 주임교수는 닥터 루홈즈였는데 매우 자상하고 밝은 이미지를 가진 분이어서 환자들과 상담을 하면서 절망의 자리에 희망을 채워주는 분이었다. 유전학을 배운 이후에 환자를 어떻게 대할 것인가에 대한 관점이 더 확실해졌다. 유전병은 치료가 없다는 단정적인 말보다는, 무엇을 우리가 도와줄 수 있을 것인가를 설명해주는 것이 훨씬 환자의 치료에 도움이 된다는 것이다.

　근무시간 이외에는 임상유전학 특수전문의와 임상생화학 특수전문의 시험을 준비하느라 늘 바빴다. 육체적으로나 정신적으로 힘들었지만, 시간이 날 때마다 도서관에서 문이 닫힐 때까지 지냈다. 도서관은 내 인생에서 가장 시간을 많이 보낸 공간이기도 했다. 힘들고 고단한 보스턴 생활이었지만 돌아보면 나에게 축복과 같은 시간이기도 했다. 특히 닥터 비비안 쉬와 함께 했던 시간은 나에게 의사로서 진일보하게 하는 계기가 되었다. 비비안은 세계에서 처음으로 'HHH증후군'에 관한 논문을 발표한 의사이다.

　HHH증후군은, 암모니아가 높고 혈액에 오르니틴이라는 아미노산이 올라가고 소변으로 '호모시트룰린'이 많이 배출되는 선천성대사질환이다. 현재까지 전 세계적으로 HHH증후군 환자는 50명 이상 문헌에 보고가 되어 있다. 비비안과 나는 이 질환을 앓는 환자 중에서, 가장 나이가 든 환자 네 명을 오랫동안 추적 관찰을 하였지만 비비안이 건강이 좋지 않아 나 혼자 논문을 완성하여 2012년 3월 미국『크리니카 케미카 악타(Clinica Chimica Acta)』라는 학술지에 실었다. 이번 발표가 비비안 생애의 마지막 논문이 될 것 같다.

2012년 4월에 보스턴에 갔을 때 그녀의 집에 들러 아침을 같이 먹었었다. 의사와 인생 선배로서 닥터 비비안은 나에게 더할 나위 없이 훌륭한 멘토였다. 환자를 진료하면서 어떻게 하는 것이 좋을지 확신이 서지 않을 때 '선생님이라면 이럴 때 어떻게 하셨을까?' 하는 물음을 가져 본다. 선생님이 건강하셔서 오래 동안 나의 버팀목이 되어 주시기를 기도한다.

메이오클리닉에서 배운
값진 교훈들

·
·
·
·
·
·
·
·
·
·
·

메이오클리닉에서 생화학 유전학 공부를 하면서 거의 매일 오전 6시부터 밤 11시까지 병원에서 생활했다. 메이오클리닉은 1889년에 미국 미네소타 주의 로체스터에 세워진 병원이다. 존스 홉킨스 병원과 함께 미국을 대표하는 병원으로 병상이 2,000개 이상이고 병원에 소속된 의사의 수가 3,700여 명이나 되고 병원에 종사하는 의료진은 5만명이 넘는다.

정밀한 검사와 환자 중심의 의료 서비스를 하는 곳으로 손꼽히는 곳이다. 수술 여부를 결정할 때에도 관련된 여러 과의 교수들이 모여 함께 진찰하고 위원회를 열어 토론과 투표를 해서 환자에게 가장 필요한 의료 서비스를 제공하고 있다. 이런 토론 시간을 통해 의사들은 환자에게 가장 정확한 진단을 할 수 있고 환자에 관한 다양한 정보를 주고받을 수 있게 된다.

나는 이곳에서 의학 지식에 대한 갈망을 해소하면서 보람을 느꼈다. 나에게 할당된 공간에서 공부를 하거나 생화학 분석 결과인 크로마토그램을 일일이 복사하고 파일을 정리하면서 하나라도 더 배우기 위해 병원에서 대부분의 시간을 보냈다. 이곳에선 정말 환자 사례가 많았는데 대부분 한국에서는 쉽게 접할 수 없는 환자들이었다. 하루에 두 번으로 나눠 생체 분석이 이루어졌다.

어떤 것이 선천성대사질환이며 어떤 증상들이 나타나고 어떻게 반응하는지를 직접 지켜볼 수 있었다. 대사질환이 잘 조절될 때는 문제 없던 생화학 물질이 아프거나 먹지를 못하면 몸에서 엄청난 양의 대사물질을 쏟아냈다. 저절로 이루어지는 것처럼 보이지만 몸이 얼마나 복잡한 구조와 역할을 통해 유지되는지를 실감할 수 있었다.

병원에서 지내는 일 년간 거의 매일 어디선가 콘퍼런스가 열렸다. 이메일로 알려오는 콘퍼런스 일정을 보며 관심 있는 토픽을 골라 열심히 찾아다녔다. 늘 공부를 충분히 했다고 생각했는데, 참석할 때마다 내가 알아야 할 게 얼마나 많은지를 깨닫게 해주었다.

그해 여름의 어느 이른 아침이었다. 늘 있는 아침 콘퍼런스에 참석했다. 미네소타 주 로체스터에 있는 메이오클리닉은 성모병원, 메쏘디스트 병원들과 함께 각각의 진료 과목을 특화시켜 서로 밀어주는 체계를 가지고 있었다. 새벽부터 콘퍼런스가 열리는데, 누구든지 관심이 있는 의사라면 자유롭게 참석하여 토론할 수가 있었다.

아침 일곱 시였는데, 대강당에는 자리가 없을 정도로 많은 의사들이 와 있었다. 강당 입구에 있는 테이블에서 도넛 하나와 커피 한 잔을 들고 들어가 자리를 잡았다. 낯이 익은 사람은 한 명도 없었다. 신경과 의사 중 한 명이 케이스 프레젠테이션을 시작했다. 대형 화면에는 스물한 살의 예쁜 백인 여자 환자가 나타났다. 전에는 아픈 적이 없었는데 어느 날 아침 갑작스러운 두통과 함께 오른쪽 몸에 마비가 나타났다고 했다.

응급으로 촬영된 뇌의 MRI 소견은 혈전 때문에 동맥 혈관이 막혀 일어나는 뇌경색이었다.

이 여자는 결혼한 지 두 달밖에 되지 않았고, 결혼하자마자 빨리 임신이 될까 두려워 피임약을 복용하기 시작하였다고 했다. 그런데 현재는 오른쪽 팔과 다리 모두 마음대로 움직일 수 없는 상황이었다. 몸의 균형을 잡는 것도 어려웠고 음식물을 잘 삼키지 못했으며 말을 하는 것도 어눌했다. 자신의 몸 상태에 절망하고 있다는 걸 알 수 있었다.

머리가 하얗게 센 원로 의사가 앞줄 중앙에 앉아 검사 소견과 신경학적 소견을 질문했고, 지속해서 다른 과 의사들도 여러 질문을 하였으나 정확한 원인을 알 수 없었다. 환자가 복용했던 약의 종류와 용량, 그 외 피임약 등등에 관한 열띤 토론이 이어졌다. 경구 피임약 때문에 혈액이 끈적거려 혈관이 잘 막힐 수가 있는데, 이 환자는 혈관 촬영으로 확인한 결과 다리에서 혈전이 발견되었다. 혈전이 발견된 쪽은 정맥인데 뇌동맥의 이상 증세를 보이는 것은 이치에 맞지 않았다. 전신의 혈관 도플러 사진도 이 수수께끼를 푸는 데는 도움이 되지 않았다.

결국 혈관에서 근원지를 찾지 못해 심장 초음파 검사를 했다. 그런데 놀랍게도 태생기 때 생겨 출생 3개월 이전에 닫히는 우심방과 좌심방 사이의 구멍인 난원공(foramen ovale, 卵圓孔)이 없어지지 않고 남아 있었다. 그리하여 환자는 피임약 때문에 혈액이 끈끈해져 다리에 핏덩이가 생겼고, 그것은 오른쪽 심방으로 돌아 심방 사이의 구멍을 통해 왼쪽 심방으로 가서 전신에 영향을 주었던 것이다. 혈전용해제를 사용하면서 증세가 차차 좋아져 잃었던 뇌 기능이 많이 회복되었다.

아무 생각 없이 복용했던 피임약 때문에 이런 엄청난 일이 일어났다는 사실에 놀랐다. 이렇게 열렬한 토론이 끝나고 나면 모두 자기 위치로 돌아가 자신이 맡은 일들을 본다. 메이오클리닉에서 공부하는 기간에 다녔던 콘퍼런스들 덕분에 나는 의사들이 평생을 통해도 다 얻지 못할 수많은 사례들과 의학 지식들을 얻을 수 있었다. 특히 최선의 치료 방법을 찾아내기 위해 환자의 사소한 증상까지도 놓치지 않는 진료 태도는 내가 다른 젊은 의사들에게도 요구하는 진료 철학이 되었다. 환자 중심의 진료를 한다는 건 말처럼 쉬운 일이 아니다. 그런 점에서 메이오클리닉에서의 경험은 나에게 의사로서 갖춰야 할 가장 중요한 철학을 일깨워준 시간이 되었다.

part 2

죽으려고 태어나는 아이는 없다

대사질환을 조기에 발견하고 원인을 찾아 적극적으로 치료를 해주면 얼마든지 아이들의 생명을 유지시키고 정상적인 삶을 살게 할 수 있다. 그러기 위해선 환자와 보호자, 그리고 의사가 꾸준한 인내심을 갖고 치료 기간을 함께 견뎌내야만 한다.

함박눈이 내리던 날 태어나
이틀 살다 간 자코-레빈증후군 아이

1995년 12월 어느 저녁, 보스턴 거리에 하얀 눈발이 날리고 있었다. 그때 나는 하버드의대의 부속병원 유전학 전임의로 있었다. 내가 주로 하는 일은 아동병원, 브리겜여성병원, 베스이스라엘병원 등으로부터 의뢰되는 모든 유전질환 환자들을 돌보는 거였다. 어떤 날은 동시에 여러 병원으로부터 호출을 받을 때도 있어 어디로 먼저 가야 할지 혼란스러울 정도로 일이 많았다.

보스턴에 와서 심신이 고달프기는 하였지만 전 세계에서 몰려오는, 듣지도 보지도 못한 희귀병 환자들을 접하면서 이런 곳에서 공부를 할 수 있다는 것에 감사했다. 내가 이곳에서 희귀병 환자들을 통해 얻은 중요한 치료 정보는 한국에 돌아가 같은 질환에 고통받다 죽어가는 많은 아이들을 살릴 소중한 정보가 될 수 있기 때문이었다.

보스턴 거리에 눈이 쌓이고 사람들이 귀가를 서두르고 있는 그때, 베스이스라엘병원에서 가슴속이 너무 좁은 선천성 기형아가 태어났다. '자코-레빈증후군'인 이 질환은 목이 없고 가슴통이 좁아 호흡이 생명을 유지하기 어려울 정도로 답답한 병이다. 가슴이 작아 배는 있는 대로 불러오게 된다. 이 질환은 특히 푸에르토리코에 많이 나타나는 유전질환으로 알려져 있다. 정상인 사람은 폐에서 산소 교환이 이루어져 생명을 유지하지만, 이런 아이들은 호흡만으로는 몸에 필요한 산소 공급을 할 수가 없다. 그리하여 'ECMO'라는 체외산소호흡기에 의존해야만 한다.

당직 주임교수인 닥터 화이트만과 함께 나는 가족을 불러 회의를 해야 했다. 아기의 생명을 기계로 유지할 것인가를 결정하기 위해서였다. 아직 산고의 고통도 가시지 않은 산모에게 무슨 말을 시작해야 할지 막막했다. 아기가 생명을 유지하기 어려운 선천성 기형을 가졌다는 이야기를 차마 꺼내지 못하고 아이가 호흡에 문제가 있어 치료 중이라고만 설명하고 일단은 휴식을 취하도록 하였다.

진찰하면서 얼굴은 둥글고 목이 거의 없이 붙어버린 아이의 가녀린 호흡소리를 들으며 내 가슴이 아프다 못해 답답해 왔다. 아기는 가슴이 정말 매우 작았다. 아기의 배는 동그랗게 부풀어 올라 있었고 가슴과 비교하면 다리의 길이는 정상이었다. 이런 질환을 처음 접하는 나는 마냥 마음이 무겁고 착잡했다. 창 밖에는 함박눈이 내리고 있어서 사람들이 모두 들떠 있었다. 그런데 아이와 아이의 부모와 우리 의료진은 마치 다른 세상에 와 있는 듯한 긴박함에 처해 있었다.

닥터 화이트만과 나는 환자 진찰을 마치고 아이 부모와 다시 회의를 하기 위해 산모에게 가기로 했다. 아기 아빠와 함께 산모의 방으로 들어가니, 산모는 잠시 잠을 자서인지 아까보다는 조금 기운을 차린 상태였다. 우선 닥터 화이트만은 아기를 낳느라고 얼마나 힘들었냐며 아기 엄마를 격려하였다. 어떤 사안을 의논하고 그걸 알리는 과정에서 환자뿐 아니라 환자 가족의 마음에 입을 상처와 충격을 덜어주기 위해 노력하고 있다는 걸 알 수 있었다. 이런 마인드는 내가 환자와 환자 가족들을 대하는 데에도 그대로 적용되어 좋은 의사가 되는 중요한 밑거름이 되었다.

회의는 시작되었다. 우리는 아기가 가지고 있는 '자코-레빈증후군'이라는 것이 무슨 질환인가에 대해 자세히 설명했다. 이 질환이 있는 아이는 에크모(ECMO)란 체외산소호흡기 없이는 한 순간도 생명을 유지할 수 없다고 설명했다. 언제까지 아이의 생명을 기계로 유지해야 할 것인가는 전적으로 부모 의사에 맡겼다.

설명을 다 듣고 난 아기 엄마가 가장 먼저 던진 물음은 "내가 또 아이를 낳으면 이런 아이가 또 태어날 수 있는 건가요?"였다. 가능성은 25% 정도이며 푸에르토리코 사람이 아닌 경우에는 대단히 드문 병이라고 말해주었다. 아기의 부모는 아기가 얼마나 더 살 수 있을지 물었다. 그동안의 기록으로는 대부분의 아이가 태어나서 며칠 살지 못하지만, 드물게 돌을 넘기는 경우도 있고 전 세계적으로 11살까지 살았다는 기록이 있다고 설명해주었다. 사실 나는 그 아기를 보기 전까진 '자코-레빈증후군'이란 병명을 들어본 적도 없었다. 아기 부모에게 알려준 내용들은 그날 나도 자료를 찾아보면서 알게 된 것들이었다.

다음날, 아기의 부모로부터 생명을 연장하는 에크모 장치를 제거해달라는 연락을 받았다. 여섯 시간 후, 그 아기는 사망했다. 두 눈이 인형처럼 예쁘고 초롱초롱했던 아기가 호흡 유지가 되지 않아 세상을 떠나는 것을 지켜보는 건 정말 괴롭고 참담했다. 부모도 어쩔 수 없었을 것이다. 에크모 장치를 제거하라는 지시를 내리면서, 이런 결정에 내가 참여해야 한다는 자체가 혼란스러웠다. 의사가 되면 아픈 사람을 치료하고 죽어가는 사람을 살려줄 수 있을 거라는 생각만 했었다. 그러나 치료를 하지 못해서 살아 있는 어린 목숨을 떠나보내는 것까지 지켜보자니 의사로서 나 자신이 한없이 작고 부족하게 느껴졌다.

아기가 태어난 날에 내리던 함박눈은 아기가 떠나는 다음날에도 하염없이 내리고 있었다. 눈이 쌓인 보스턴 거리를 걸으며 사람들은 낭만에 취해 있을 때 아기 부모와 나는 깊은 슬픔에 빠져 있었다.

한국으로 돌아와 만난
첫 단풍당뇨병 아이

'단풍당뇨병'이란 소변에서 설탕이 타는 것처럼 달콤한 냄새가 나는 유전대사질환이다. 냄새만 달콤할 뿐 실제 이 질환은 매우 고통스러운 투병 과정을 겪어야 한다. 세 가지 아미노산이 분해되는 데 필요한 효소가 선천적으로 결핍되어 몸에 쌓이는 질환이기 때문에 조기에 철저한 치료를 해주지 않으면 뇌손상을 입을 수 있다.

미국 매사추세츠 제너럴 병원의 비비안 쉬 박사는 그곳에 오는 모든 단풍당뇨증 환자의 진단과 치료를 담당하고 있었다. 1998년부터 닥터 비비안 쉬의 전임의가 된 나는 그 전까지 말로만 들어보던 이 병의 환자들을 직접 보면서 책에서는 기술조차 되지 않은 많은 일이 환자들에게 일어난다는 걸 알았다. 그런 점에서 비비안 쉬는 단풍당뇨병 환자들의 수호신과 같았다. 매우 심한 환자는 뇌에 나쁜 영향을 주는 대사물질이 제대로 처리되지 않아 인공 신장을 이용한 혈액 투석이나 복막 투석을 해야 하는 예도 있다. 그런데 비비안쉬는 아무리 심한 환자도 투석 한 번 하지 않고 잘 치료하는 명의였다. 쉬의 그런 진료를 바로 옆에서 배우면서 점점 자신감이 생겼다.

　수련이 끝나고 미국 생화학 특수 전문의가 되어 한국으로 돌아온 나는 너무 자신만만하여 세상에 무서울 것이 없었다. 그러던 어느 날 쉬로부터 '한국에 단풍당뇨병 환자가 있으니 도와주라'는 전화를 받았다. 그후 단풍당뇨병을 앓는 아기의 부모로부터 전화가 왔고 나와 통화 후 우리 병원으로 찾아왔다. 아기는 태어나서 며칠 되지 않아 먹지 못하며 축 늘어졌고 혼수상태에 빠져 열 번이 넘게 혈액과 복막 투석을 받았다고 했다. 나는, 이 병으로부터 헤어나지 못하는 아기를 보러 서울의 S병원으로 갔다. 출산 후 쉬지도 못하고 아픈 아기를 간호하느라 아기 엄마는 지친 기색이 역력했지만 아기를 지켜내겠다는 희망만은 버리지 않았기에 나를 바라보는 눈빛에 절실함이 담겨 있었다.

　내가 들어서자 병실에 누워 있던 까만 눈망울의 아기가 나를 빤히 쳐다보는데 순간 아기와 나는 오래 알아왔던 것과 같은 느낌을 받았다. 발뒤꿈치를 란셋으로 찔러 아미노산 분석을 위한 채혈을 해 아이스박스에 가지고 와 즉시 아미노산 분석을 하여 결과를 전화로 알려 주었다. 결과에 따라 식이조절하며 대사가 안 되는 단백질은 제한하면서 필수 아미노산의 균형을 유지해주어야 하는 상황이었다. 아기의 외할아버지가 혈액을 직접 서울에서 청주에 있는 우리 병원까지 가져다주어 빠르게 아기의 아미노산 상태를 파악해서 식이조절을 해주었다. 그러자 아기의 상태가 좋아지고 영양 불균형으로 일어났던 기저귀 짓무름도 깨끗이 아물었다.

　아기는 퇴원했고 얼마 후에는 복막 투석을 위해 복막에 심었던 튜브도 완전히 제거하였다. 그러나 처음부터 심한 대사 불균형으로 시달렸던 아기는 발달이 늦었다. 발뒤꿈치의 작은 자극에도 아랫다리를 떨고 눈에도 안구가 자주 떨리는 안구진탕증(nystagmus)이 간헐적으로 나타났다. 그래서 퇴원 후부터는 정기적으로 우리 병원에 오게 되었는데 하루는 아기 엄마가 돌잔치 떡이라면서 가져왔는데 어찌나 많았는지 모든 직원이 먹고도 남을 정도였다.

아기는 아파서 입원을 하기도 했지만 대사장애는 비교적 잘 극복을 하였다. 가끔 급한 경우 가까운 병원에서 경구나 정맥으로 수액을 받아 응급치료를 받기도 했다. 그러는 사이 아기 엄마도 어느덧 대사질환에 대한 전문가 수준만큼의 지식이 생겨 어설픈 의사보다 나을 정도였다. 아기가 자라면서 재롱도 부리고 다른 사람의 말도 잘 알아듣게 되자 부모는 물론이고 아이 주변의 가족들에게까지 기쁨이 되었다. 그런데 갑자기 아기가 '마이코플라스마'라는 세균에 감염되어 온몸에 힘이 없어 보였다. 아기 아빠가 불안한 나머지 우리 병원에 와서 아기에게 정맥 수액을 맞추고 서울로 돌아갔었다. 설 전날부터 아기가 토하기 시작해서 집과 가까운 대학병원 응급실에서 수액 치료를 받았는데 나아지질 않는다고 했다.

아기는 힘이 없어 늘어져 있었으며 구역질이 나고 토해서 음식물을 먹을 수가 없었다. 수액을 맞아도 전처럼 빨리 호전되지 않았다. 아기는 잠도 자지 못하고 헛것이 보이는지 안절부절못하며 엄마 등을 떠나지 못했다. 아미노산 분석 결과는 예상보다 더 나빴다. 거의 정맥 수액에만 의존하고 있었는데 주사를 맞은 부위가 여러 번 부었다. 급기야 이마를 면도기로 밀고 붕대로 머리를 고정해 수액 치료를 했다. 설날이라 어렵게 아미노산 분석을 했는데 아미노산 수치가 계속 올라가고 있었다. 시간이 지나갈수록 가족들은 불안해지기 시작했다. 걱정스러운 마음에 아기의 외할머니와 외할아버지도 우리 병원으로 내려오고, 가족들의 불안한 기색은 얼굴에 고스란히 드러나 있었다.

　아기는 힘은 없어 보였지만 이따금 배시시 웃기도 하여 조금씩 마음이 놓였다. 구토 때문에 투여하지 못했던 항생제도 다시 투여했고 정상 분유 1g을 주었다. 가족 모두 지쳐 병실에서 자는 새벽 두 시에 아미노산 분석 결과를 확인해 보았다. 아미노산 수치는 계속해서 나빠지고 있었다. 이런 상태로 계속 가다 다시 투석해야 하는 상황에 놓였다. 아기 아빠는 나에게 큰 병원으로 보내지 왜 굳이 고생을 하느냐고 했지만 내가 치료를 해주고 싶은 책임감을 저버릴 수 없었다. 아기를 처음에 소개해준 쉬 박사도 나에게 격려를 보내며 열심히 특수분유를 먹이면 효과가 있을 거라고 했다.

　아기의 엄마를 깨워 아이의 아미노산 분석 결과가 나빠지고 있어서 투석하게 되면 큰 병원으로 옮겨야 할지도 모른다고 했다. 내 말을 듣자 아기 엄마는 전에 입원해서 투석 받았던 병원에 가는 게 내키지 않고 게다가 담당의사에게 한동안 연락을 하지 않아서 마음이 편치 않다고 했다. 위에 넣는 튜브를 가지고 다시 병동으로 갔다. 잘 자던 아이는 느닷없이 코에 줄을 끼우니 악을 쓰고 울며 버둥거렸다. 튜브를 통해 특수분유를 투여하기 시작했다. 한 시간마다 30cc, 50cc씩 밤새도록 투여하면서 아이 엄마에게 밤새 아이를 지켜보게 하였다. 나도 잠깐씩 졸면서 밤을 새웠다. 최악의 경우를 대비해야 했기 때문에 불안하고 긴 밤이었다.

　날이 밝는 걸 보면서 안도의 숨을 쉴 수 있었다. 아이는 심하게 한 번 토하긴 했지만 그런 대로 아이에게 꼭 필요한 양은 투여할 수 있었다. 아미노산 분석을 위해 혈액을 채취한 뒤 옷을 갈아입기 위해 잠깐 집에 들렀다. 잠을 자지 못한 탓에 머릿속이 안개 낀 것처럼 흐릿했지만 서둘러 다시 병원으로 돌아왔다. 밀려오는 피로와 졸음 때문에 커피를 여러 잔 마시면서 환자를 보았다. 저녁 6시가 지나자 초조해진 아기 엄마와 아빠가 번갈아가며 결과를 알아보기 위해 진찰실을 찾아왔다. 아직 결과가 숫자로 나오지는 않았지만 그래프 상에서는 전날에 비해 좀 낮아 보인다고 하니 안도의 한숨을 쉬었다. 7시가 다 되어 나온 결과는 어제보다 훨씬 나아졌고 투석을 할 필요는 없었다. 그 사실을 알려주니 가족 모두 환한 얼굴로 좋아했다. 나 역시 긴장이 풀리면서 피로가 밀려왔다. 어디든 누울 곳만 있으면 금방이라도 잠을 잘 수 있을 것 같았다.

아기는 다행히 다시 입으로 먹어보려고 애를 쓰고 있었다. 그걸 보면서 삶과 죽음의 경계가 얼마나 가깝게 붙어 있는지를 새삼 생각해 보았다. 이 작은 아기가 맑고 까만 눈동자를 빛내며 무언가를 먹으려 입을 내밀 때에는 삶에 속하는 것이지만, 어느 순간 먹은 걸 토하고 온 몸에 힘이 빠지며 축 늘어질 때에는 삶이 죽음으로 바뀔 수도 있다. 태어나자마자 이런 위태로운 시간들을 살아내야 하는 아기들을 보면서 나는 이런 아기들을 얼마나 살려낼 수 있을까, 내가 살려내지 못하면 어쩌나 하는 걱정으로 지금도 잠을 설치곤 한다.

소리 없이 눈물만 흘리던
헌터증후군의 동이

동이는 태어났을 당시엔 정상이었지만 자라면서 또래에 비해 발달이 늦은 아이였다. 자라면서 점점 배가 불러지자 이상하게 여긴 부모가 아이를 데리고 병원을 찾아왔다. 그때 동이는 세 살이었는데, 검사를 해보니 간과 비장이 심하게 커진 상태였다. 입을 늘 벌리고 있다는 부모의 말과 눈 밑 주름, 등 쪽의 도돌도돌한 피부 병변으로 보아 점액다당류증(粘液多糖類症, mucopolysaccharidosis)이 의심되었다.

아이의 소변을 미국과 일본으로 보내는 한편 확진을 위해서 피부조직을 떼어 섬유아세포를 키웠다. 그런데 2000년 당시 우리 병원에서는 세포를 배양할 수 있는 시설이 없었다. 하루 동안 환자를 보지 않고 동이네 가족과 함께 시험관 아기로 유명한 서울의 한 병원에 가서 피부조직 검사(skin biopsy)를 하고 돌아왔다. 시간이 지나 세포가 자랐나 확인을 했더니 모든 세포가 죽었다는 것이다. 다시 서울대학교 신경과 교수에게 부탁을 하여 세포 배양실로 가서 조직을 잘라 섬유아세포를 증식 배양했다. 이번에는 배양이 잘 되어 외국으로 효소 검사를 의뢰하였다. 그 결과, 남자아이에게만 오는 '헌터증후군'이라는 검사 결과가 나왔다.

헌터증후군이란, 엄마의 X염색체를 통해서 아들에게만 표현되는 유전병으로 점액다당의 효소가 없어 조직의 점액다당 물질이 축적됨으로써 골 발달과 두뇌 등 전신에 병변이 나타나는 질환이다. 유전병이라는 말을 듣자 동이 엄마는 자기 때문에 아이에게 그런 병이 왔다는 자책 때문에 자살까지 시도할 정도로 괴로워했다. 이런 이야기가 알려지자 대전을 중심으로 모금운동이 펼쳐지기도 했지만 병명을 확진하는 이상의 뾰족한 대책이 없었다. 한국에는 마땅한 치료약이 없었기 때문이다. 그 뒤 나는 미국에서 소아과와 유전학 전문의 수련을 오 년 동안 받았었는데 동이 부모는 이 무렵 자주 국제전화를 걸어왔기 때문에 동이의 상태를 계속 들을 수 있었다.

다시 한국으로 돌아온 어느 날, 동이 동생을 임신했다는 동이 엄마의 전화를 받았다. 그런데 같은 병을 갖고 있는지 산전 검사를 받기 위해 서울에 있는 병원을 오가는 중 유산이 되고 말았다. 그 무렵 동이가 갑자기 열이 나서 청주의 우리 병원에 입원을 하게 되었다. 그날 따라 모교인 충남대학병원 망년회가 있던 날이었다. 열을 내리기 위해 항생제 주사를 처방하고 망년회가 있는 대전에 갔는데, 담당 간호사로부터 동이의 온 몸에 두드러기가 나기 시작했다는 전화를 받았다. 안타깝고 답답했지만 내가 가기 전까지 일단 응급처치 몇 가지를 지시했더니 다행히 몇 시간 후 안정되었다.

그리고 얼마 후, 듀크대학의 닥터 뮤앤조가 헌터증후군 환자들을 대상으로 효소 치료를 시작한다는 소식을 들었다. 동이 부모와 나는 작은 희망의 끈이라도 붙잡고 싶은 심정이었다. 나는 닥터 뮤앤조를 만나기 위해서 미국 노스캐롤라이나에 있는 듀크대학으로 서둘러 향했다. 폭설의 악천후를 뚫고 어렵게 찾아간 닥터 뮤앤조에게 동이도 치료에 참여시켜 달라고 부탁했다. 하지만 그는 미국에 있는 환자들을 치료할 약도 모자라기 때문에 곤란하다며 미안해했다. 먼 미국까지 달려왔지만 아무 소득도 없이 다시 돌아가야만 했다. 한국에서 손에 땀을 쥐며 소식을 기다리고 있을 동이 부모를 생각하니 두 발이 한없이 무거웠다.

한국으로 돌아와 이런 상황을 설명한 뒤 동이 부모와 상의하여 예전에 모금되었던 동이 치료기금을 공동모금회에 돌려주었다. 언제 치료제가 나올지도 모르는 상태에서 그 돈을 마냥 갖고 있을 순 없다는 판단에서였다. 그 무렵 다시 동이 엄마가 임신을 했다. 대덕연구단지에서 태아의 산전검사를 받은 결과, 성별은 여자아기에다 X염색체 2개 중 1개가 동이와 같은 유전자를 가지고 있는 보인자(保因者)로 밝혀졌다. 그 뒤 태어난 동이 여동생은 아무 문제없이 잘 자라고 모든 것이 정상이었다. 이런 과정을 지켜보고 고민을 함께 나누면서 동이 부모와는 의사와 환자 이상의 끈끈한 정이 쌓였다.

그 즈음 나는 '김숙자소아·청소년병원'과 유전병 환자 치료를 위한 연구소를 운천동에 열게 되면서 경제적으로 어려운 상황이 되었다. 그때 자동차 세일즈맨이었던 동이 아빠는 앰뷸런스를 비롯하여 병원 차량을 구입하는 데에 가족처럼 나서서 많은 도움을 주었다. 나 역시 동이를 위해서라면 24시간 언제라도 달려갈 준비가 되어 있었다.

이런 길고 지루한 기다림 끝에 2009년부터 한국에서도 헌터증후군 환자들을 위한 효소 치료가 가능하게 되었다. 동이는 치료를 위해 매주 서울에 가서 1박2일을 보내고 와야 했다. 그런데 한 달이 멀다 하고 잦은 중이염에 시달렸다. 치료를 하느라 고막에 튜브를 박았다. 그랬는데도 중이염은 반복되었고 박았던 튜브는 저절로 빠져 나갔다. 결국 동이는 잦은 중이염으로 인해 고막이 손상되어 보청기를 착용해야만 했다.

그런 동이를 바라보는 어른들은 죄인이라도 된 것처럼 마음이 아팠다. 특히 동이의 얼굴이 점점 험상궂게 변해가고 잠을 자면서 숨쉬기가 어려워 코를 심하게 골고 무호흡까지 오는 것을 보면 더욱 그랬다. 동이는 또래 아이들보다 훨씬 작았고, 팔과 다리의 관절은 굳어서 잘 펴지지도 않았다. 이쯤 되면 짜증도 내고 엄살을 부릴 법도 한데 동이는 여전히 순하게 고통을 이겨내고 참을성도 많았다. 그런 동이는 마치 부처님과 같은 초연한 얼굴 모습을 하고 있었다. 몸에 주사바늘이 들어오면 아파서 저절로 눈물이 흐르면서도 "아야!" 소리 한 번 입에서 내지 않았다.

"동이야, 아프면 소리 내서 울어도 돼."

이렇게 말해 주어도 동이는 끝끝내 묵묵히 아픔을 참아냈다. 자기를 위해 어른들이 얼마나 걱정을 하는지, 얼마나 많이 우는지 잘 알고 있던 아이는 자기가 아파하면 어른들이 더 힘들 거라는 것도 알고 있었던 것이다.

다행스럽게도 효소 치료를 받게 되면서 동이의 배꼽은 탈장이 없어지고 불렀던 배가 줄어들기 시작했다. 소변 검사를 해보니 점액다당 대사물질도 많이 줄어들었다. 그런데 어느 날 저녁 동이 아빠에게서 전화가 왔다. 동이가 머리를 다쳤다는 것이다. 대학병원 응급실에서 머리 CT 촬영을 한 결과 다행히 뇌 속에 출혈은 없다고 했다. 매주 효소 정맥 주사를 받아야 하는 동이는 혈관이 좋지 않아 더 힘들었을 텐데도 매번 묵묵히 잘 참아 주었다. 그리고 효소 치료를 받으면서 동이는 조금씩 키도 자라서 140cm가 되었다. 여전히 반에선 가장 작은 키이지만 치료 전에 비하면 많이 큰 것이기에 동이 자신을 비롯하여 동이 부모와 나는 이 수치에도 함께 기뻐하였다.

동이는 이제 초등학교 6학년이 되었다. 학교 공부는 중간 정도이고 친한 친구 몇 명을 제외하고는 여전히 다른 아이들과 잘 어울리지 못한다. 그리고 근본적인 치료 방법이 생길 때까지는 매주 효소 치료를 받으러 서울과 대전에 있는 대학병원으로 가야 하고, 그때마다 정맥주사를 맞아야 한다. 그래도 동이는 눈에 눈물이 가득 고일망정 아프다는 말 한마디 하지 않고 잘 견뎌낼 것이다. 그렇게 소리 안 나는 울음을 울면서.

대사질환의 뒤늦은 대처로
뇌병변이 온 여진이

2008년 1월 16일 오후 12시, 3kg로 태어난 여진이는 부모가 결혼한 지 6년 만에 얻은 귀한 아기였다. 산모 역시 건강하여 아이의 선천성대사 검사와 그 외 필요한 몇 가지 검사를 받고는 이틀 만에 퇴원해서는 산후조리원에 들어갔다. 그러나 아기를 얻은 기쁨을 채 누릴 새도 없이 여진이에게 이상 징후가 나타났다. 엄마의 젖은 빨려고 하지도 않고 이틀째 온 몸이 축 늘어져선 계속 잠만 잤다.

산후조리원 원장이 황달이 의심된다고 해서 근처 병원에 갔더니 며칠 더 두고 보자는 말을 해서 다시 산후조리원으로 돌아왔다. 그날 저녁 아이를 내내 지켜보던 산후조리원 원장은 아무래도 아이 상태가 이상하다면서 큰 병원에 가보라고 권하였다. 그때서야 부랴부랴 찾아간 서울 소재의 대학병원에서 여진이는 암모니아 수치가 150으로 정상아이의 2배나 높은 것으로 나왔다. 여진이는 바로 신생아 집중 치료실에 입원했는데, 다시 검사했을 때 여진이의 암모니아 수치는 무려 370이나 증가해 있었다.

의사는 여진이 엄마에게, 출산한 병원에서 아이의 선천성대사이상 검사를 받았는지 확인했다. 그때까지 병원에서 검사 결과를 받지 못한 여진이 엄마가 병원에 전화를 걸어 물으니, 자기네 병원에서 검사를 직접 하는 게 아니라 의뢰한 결과를 기다리는 중이라는 대답이었다. 검사 결과를 기다리고 있을 수만은 없었다. 입원해 있는 병원의 담당 과장이 직접 검사기관에 연락을 했더니 대사질환이 의심된다는 것이었다.

병원에서는 여진이 엄마에게 아이를 서울 S대학병원으로 데려가는 게 좋겠다고 했다. 아이의 상태가 좋지 않았기 때문에 고민을 하고 있을 시간이 없었다. 여진이를 S대학병원 신생아 중환자실에 입원시킨 후에야 여진이 엄마는 주치의로부터 선천성대사질환이란 병에 대해 자세히 들을 수 있었다. 주치의는, 여진이 부모 양쪽 집안의 병력을 확인하면서 유전성대사질환에 대한 가족력은 없는 것 같다는 말을 했다. 여진이는 유기산 대사질환 중 '프로피온산혈증'이나 '메틸말론산혈증'이 의심되어 유기산 분석을 한 결과, 프로피온산혈증으로 나왔다. 프로피온산혈증이란 발린, 이솔루신, 메티오닌, 트레오닌 등 4가지 아미노산이 효소 결핍으로 대사가 되지 않아 축적이 되는 유전질환이다. 조기에 치료하지 않을 경우 암모니아 수치가 올라가고 대사되지 않는 유기산이 축적되어 치명적인 뇌손상을 일으키게 된다.

선천성대사이상 검사기관에서 보내온 검사 결과지에는 '프로피온산혈증 대사이상이 의심되니 재검을 요함'이라고 적혀 있었다. 그걸 본 주치의는 혈액에서 산증이 나타나지 않는다며 유기산 대사이상이 아닌 '요소회로 대사이상'으로 보인다고 했다.

우선 아이에게 먹일 UCD 분유를 구해오라고 했다. 요소회로 대사질환에 걸린 아이가 먹는 특수분유를 말하는 것이었다. 여진이 부모는 M

분유회사를 직접 찾아가 분유 6통을 구해서 영양사실에 갖다 주었다.

여진이는 혈액의 산도는 정상이었지만 암모니아 수치는 680까지 상승하고 있었다. 치료를 위해 소듐벤조에이트를 혈관에 투여하고 경구와 직장으로는 락툴로오스와 항생제를 투여했다. 또한 아르기닌을 투여하여 요소회로가 원활하도록 하였고 독성 대사물질이 잘 배출되도록 L-카르니틴과 비타민, 엽산을 보충해주었다. 그러자 암모니아 수치가 많이 떨어지면서 아이의 상태가 많이 좋아졌다. 황달 증상은 빌리루빈 검사 후 광선요법을 시행하였다. 중환자실에 있는 아이를 볼 수 있는 시간은 매일 오후 1시와 저녁 7시 두 차례뿐이었다. 예쁜 딸을 얻었다며 행복해하던 부모는 며칠 만에 중환자실에 누워 있는 딸을 지켜봐야만 했다.

여진이의 암모니아 수치는 마침내 81까지 떨어졌다. 생후 일주일이 되는 이날부터 UCD 분유를 먹이려 했으나 아이가 전혀 빨지를 못해 튜브를 통해 넣어주어야 했다. 다행히 대변도 잘 보아 안도를 하고 얼마 후 다시 분유를 주기 위해 위의 내용물을 확인했더니 전혀 소화가 되지 않은 상태였다. 위 내용물이 튜브로 역류할 정도였다.

UCD 분유가 투여된 후 아이는 상태가 더 나빠졌다. 7시 저녁 면회시간에 여진이 부모는 아이의 손과 발이 경련을 일으키고 발작을 일으키며 고음의 날카로운 울음소리를 내며 우는 걸 바라봐야만 했다. 두 가지 항경련제를 사용했지만 아이의 상태는 악화되어 혼수상태에 빠졌다. 그때 다른 병원으로 보냈던 소변 유기산 검사가 나왔는데 '프로피온산혈증'이 확실하다는 것이었다. 요소회로 질환이 아니고 유기산대사질환이었던 것이다. 이날 저녁부터 복막 투석이 시작 되었다.

복막 투석은 그 후 2월 1일까지 8일간 진행되었다. 머리는 뇌부종으로 인해 봉합선이 벌어지고 압력 때문에 앞쪽 대천문이 팽대해 있었다. 입원 5일째엔 급기야 무호흡 증상을 보여 튜브를 기관에 삽입하여 인공호흡을 시켜야 했다. 일주일이 지나서야 혼수상태였던 아이의 의식이 돌아왔지만, 뇌부종으로 머리와 얼굴을 비롯하여 온 몸이 퉁퉁 부어오른 상태였다. 이때 담당의사는 뇌손상으로 예후가 좋지 않을 거라는 말을 했다.

이때의 여진이 상태를 나는 아직도 기억하고 있다. 당시 여진이 부모는 여진이의 질환에 대해 주치의가 혼동을 하면서 증상이 악화되자 인터넷을 통해 내가 문을 연 한국유전학연구소 사이트에 편지를 보낸 적이 있었다. 게시판에 올린 첫 편지는 2008년 1월 21일에 쓴 것으로, 그때의 불안한 심경이 고스란히 적혀 있었다.

"… 여진이는 생후 3일부터 먹지 않고 기력 없이 처지는 것 같아서 병원에 갔는데 검사 결과 암모니아 수치가 높다는 판정을 받고 대사질환으로 의심된다 하여 S대병원에 입원해 있었습니다. 입원 첫날 암모니아 수치는 160이었는데 300, 600으로 올라갔습니다. 계속 여러 가지 검사를 하고 춘천 S병원으로 유기산 분석을 의뢰한 상태로 인터넷을 검색하다가 우연히 한국유전학연구소 사이트를 알게 되어 글을 올립니다.

암모니아 수치가 높으면 선천성대사질환일 가능성이 높은지, 아니면 다른 병 때문에도 이런 결과가 올 수 있는지, 만일에 선천성대사질환이라면 치료가 가능한 건지, 완치되면 정상인처럼 생활할 수 있는지에 대하여 유전학연구소에 문의합니다. 평생 장애인으로 살아가야 하는 것 같은데 두렵고 어찌할지를 몰라 애타는 심정으로 호소하오니 답변을 부탁합니다."

여진이 부모와 편지를 주고받던 중에, 뇌에 부종이 생겨 경련이 일어나고 혼수상태가 되었다는 얘기를 들었다. 여진이 부모는 뇌손상을 염려하며 다시 내게 조언을 구했다. 생각 끝에 1월 25일 밤에 서둘러 서울로 올라갔다.

여진이는 신생아 중환자실에서 혼수상태인 채로 인공호흡기에 의지해 겨우 호흡을 유지하고 있었다. 나를 보자 반갑고 고마운 마음에 눈물을 글썽이던 여진이 엄마를 보니 더욱 안타까웠다. 담당의사는 두꺼운 넬슨 텍스트북을 펴놓고 필요한 칼로리와 단백질을 계산하며 치료를 하고 있었다. 대사질환에 대한 경험이 없는 것 같아 주치의에게 치료를 조언하면서 대사질환 환자에게 쉽게 결핍될 수 있는 필수아미노산 가루를 주었으나 주치의는 전혀 관심을 두지 않았다. 지방에서 웬 여의사가 나타나 조언이랍시고 아는 척을 하니 그다지 달갑지 않은 눈치였다.

주치의 허락을 받아 여진이의 피를 조금 갖고 내려와 혈장 아미노산 검사를 해서 그 결과를 S대학병원으로 통보를 해주는 데 그쳤다. 무엇보다도 이 질환을 처음 겪는 여진이 부모의 불안감과 두려움이 심했다. 우리 병원에서 치료를 받고 있는 다른 아이들의 부모 전화번호를 알려주면서 궁금한 것들을 들어보라고 했다.

여진이는 그렇게 한 달을 신생아 중환자실에 입원해 있었다. 일주일에 한 번씩 다른 병원을 통해 유기산 검사를 했는데 매번 유기산 수치가 높게 나왔다. 여진이는 이 시기에 계속 설사를 하는가 하면 엉덩이는 짓물러 피가 날 정도였다. 차도 없이 한 달을 보내다가 여진이 부모는 결국 우리 병원으로 아이를 데려 왔다. 2008년 2월 26일이었다.

오자마자 몇 가지 검사를 해보니 아이는 '로타바이러스'에 감염이 되었고 폐렴 증세까지 보여서 곧바로 치료에 들어갔다. 아미노산 분석 검사와 암모니아 검사를 하면서 일반분유와 특수분유 비율을 조절해가며 아이에게 필요한 단백질 양을 맞추기 시작했다.

다행히도 아이는 분유도 잘 먹고, 아미노산이 잘 조절되어 하루하루가 다르게 몸무게가 늘어나기 시작했다. 우리 병원으로 옮긴 지 한 달이 지나서야 퇴원해 집으로 돌아갈 수 있었다. 여진이에겐 그야말로 집에 가는 일이 결코 쉽지 않았던 것이다. 퇴원 후에도 여진이는 10여 가지가 넘는 약을 복용하고 식이요법과 함께 일주일에 한 번씩 통원치료를 받아야 했다.

그런데 안타깝게도 여진이는 신생아 때 받은 뇌손상으로 인해 현재 뇌병변 장애1급 진단을 받고 국립재활원에서 재활치료를 받고 있다. 대사질환은 대부분 태어나서 3~5일이면 발병하기 때문에 조기 발견 및 진단, 초기 대응이 필수적이다. 특히 대사질환 아이들은 평생 특수분유를 먹어야 해서 아미노산 검사 결과가 매우 중요하다. 사소한 감염에도 암모니아 수치가 상승하여 위험해지기 때문에 암모니아 검사나 소변 유기산 검사 결과가 신속하게 이루어져야 하는데 그런 치료 정보와 경험을 갖춘 전문병원이 아직은 적다.

특수분유의 경우 정부에서 지원이 된다는 걸 뒤늦게 알고 신청했지만 맞벌이인 여진 부모의 경우 월 평균소득이 제한이 있어서 분유값도 만만치 않았다. 다행히 2008년부터 소득제한 기준이 없어지긴 했지만 그마저도 19세 이후엔 지원을 받을 수 없다. 19세 이후라고 해서 병이 낫는 것이 아닌데 나이 제한을 두고 있으니 보호자들 입장에선 여간 야속한 것이 아니다. 이런 제도의 보완과 함께 새로운 특수분유 개발도 시급하다. 현재의 특수분유는 최소한 하루에 100g 이상을 먹어야 아이에게 필요한 아미노산 양과 단백질 양을 맞출 수 있다. 분유의 양에 따라

물의 양을 맞추다 보면 보통 1L 정도의 물을 넣어야 한다. 그 많은 양의 분유를 먹고 밥을 또 먹어야 한다는 건 아이들에게 고역이다. 더욱이 특수분유 특유의 시큼하고 찝찔한 맛 때문에 아이들은 먹다가 토하기도 한다. 그렇다고 분유를 안 먹게 되면 체단백 분해로 암모니아 수치가 올라가서 대사 불균형이 온다.

분유를 거부하는 아이들에게 엄마들은 어쩔 수 없이 위루관을 넣게 된다. 결국 여진이도 2010년 가을에 위루관 수술을 받았다. 어서 빨리 아이들의 거부감을 줄일 수 있는 새로운 특수분유가 나와 주었으면 좋겠다. 마치 이 모든 게 나의 부족함 탓인 것만 같아서 의사로서 마음이 아프다. 여진이와 같은 질환으로 찾아오는 아이들을 보면 여진이 엄마가 했던 말이 떠오른다.

"좀 더 일찍 대사질환 전문의가 있는 병원에서 적절한 치료를 받았더라면 지금쯤 다른 아이들처럼 정상적으로 뛰어놀 수 있었을 텐데 하는 생각을 하면 지금도 후회가 밀려 와요."

중현아, 엄마는 하늘나라에서
너를 지켜주고 있단다

하루는 낯선 아이디로 이메일이 왔다. 초등학교 1학년 중현이라는 아들이 아파 중국에서 잠시 한국에 들어왔다는 아이 어머니가 쓴 편지였다. 아빠가 중국에서 사업을 하기 때문에 중현이는 중국에서 태어나고 자랐다. 그런데 태어났을 때부터 젖을 잘 빨지도 못하고 축 늘어져 있었다고 했다. 얼마 전부터 이유 없이 자꾸 토해서 중국의 병원들을 전전했으나 다들 병명을 모르겠다는 대답뿐이었다.

한국의 병원에 와서 MRI와 뇌파 검사를 비롯하여 선천성대사질환 검사까지 했지만 모두 정상이라는 소견이었다. 항경련제 처방만 받고 퇴원을 해야 했다. 답답한 마음에 다른 병원을 수소문하다 우리 병원을 알게 되었다고 했다. 중현이 엄마는 아들의 의무기록 복사본을 가지고 우리 병원을 찾아왔다. 검사 기록을 보니 놀랍게도 '프로피온산혈증'이라는 유기산 질환이었다. 선천적으로 단백질과 불포화지방산이 분해가 되지 않고 몸에 쌓여서 몸을 산성으로 만들고 단백질을 섭취하거나 사소한 감염에 암모니아 수치가 높아져 경련을 일으키는 병이었다.

서둘러 유기산 분석을 다시 시행하고 확진을 받아 저단백 식이요법, 특수분유와 조효소(coenzyme, 助酵素) 그리고 L-카르니틴이라는 약물을 써서 독성 대사물질을 밖으로 배출시키는 치료를 시작했다. 본격적으로 치료를 받으면서 아이의 암모니아 수치는 더 이상 올라가지 않았고, 항경련제를 끊고도 경련을 일으키지 않았다. 아이가 정상적으로 자라기 시작했다.

중현이 엄마는 '한국선천성대사질환협회'에 가입하여 대사질환 캠프에도 적극적으로 참여하였다. 같은 아픔과 고민을 가진 부모들과 서로를 위로하며 정보를 공유할 수 있다고 좋아했다. 내가 일러주는 식이요법을 꼼꼼히 적어서 먹여야 하는 특수분유의 양을 정확하게 계산하고 아이에게 적용해주었다. 그렇지만 중현이는 여전히 또래 아이들에 비해서 언어발달이 늦어 옹알이 수준이었고 집중력이 떨어져 매우 산만했다.

그러던 중 어느 날, 병원에 정기검진을 받으러 왔다가 대기실에 환자가 너무 많아 그냥 돌아간 일이 있었다. 공교롭게도 그날 중현이는 감기 증세를 보이며 배가 아프다고 했다. 밤이 되자 가래가 심해지며 토하기 시작했다. 그날따라 중현이의 할머니 생신이라 모두 경황이 없었다.

결국 중현이는 입원을 해야 했고, 아무 것도 먹지를 못해서 정맥 수액에 의존해야 했다. 암모니아 수치가 올라가고 혈액과 소변 모두 산성으로 변해 있었다. 입원 3일 후에야 중현이는 안정을 되찾았고, 특수분유를 조금씩 먹게 되어 퇴원을 할 수 있었다.

중현이 엄마는 아이를 통해 발달장애 아동 문제에 관심을 갖게 되었다. 보육교사 자격증을 따서 발달이 늦은 아이들을 위한 어린이집을 만들고 싶다며 뒤늦게 공부를 시작하였다. 어린이집을 운영하다가 그만

둔 사람으로부터 쓰던 자재와 가구를 얻기 위해 운전을 하고 가던 중 대형 교통사고가 일어나 간에 심한 손상을 입고 결국 목숨을 잃고 말았다. 중현이 아빠는 아이의 엄마가 돌아가신 후에 대사질환 치료와 식이요법을 직접 감당해야 했고, 바빠서 아들에게 신경 쓰지 못한 죄책감에 마음 아파했다. 그 후 아예 중국에서의 사업을 정리하고 한국으로 들어와 중현이의 치료에 힘썼다.

영안실에서 환하게 웃고 있는 중현이 엄마의 영정 사진을 보니 나도 모르게 눈이 젖었다. 사고 전날 중현이 엄마가 보낸 이메일을 생각하니 더 가슴이 메어졌다.

"살면서 존경하고 싶은 사람이 얼마 안 되는 세상에 위대한 원장님을 만나서 감사합니다. 중현이 병명을 찾아주셔서 감사드리고 언제나 한결같이 환아(患兒)들을 사랑해 주셔서 또한 감사드립니다. 고맙습니다."

결국 이메일은 중현이 엄마의 유언이 되고 말았다. 장례식을 치르고 중현이 아빠는 중현이가 먹는 약들과 이런저런 영양제가 들어 있는 박스를 들고 찾아왔다.

"원장님, 아이가 이렇게 많은 약을 먹고 있는지 몰랐어요. 그런데 막상 챙겨 먹이려니 뭘 어떻게 먹여야 하는지 모르겠습니다."

나는 아이에게 꼭 필요한 약만 제외하고 나머진 없애라고 했다. 그리고 칼로리 계산하는 방법, 특수분유와 일반분유를 얼마나 혼합해야 되는지와 물의 양, 약은 하루에 몇 번을 어떻게 먹여야 하는지 자세히 설명해주었다. 중현이는 아빠의 보살핌 덕분에 엄마의 부재에도 잘 자라주었다.

지능발달이 늦어 언어구사력도 떨어졌던 중현이는 제법 말도 잘하게 되었고, 집중력도 좋아져서 일반아이들과 같이 수업을 들을 수 있게 되었다. 그렇게 빠른 속도로 정상에 가깝게 치료되는 걸 보면서 나 역시 놀랐다. 중현이를 쭉 지켜보던 사람들은 중현이 엄마가 세상과 이별하며 중현이의 유전병까지 가지고 간 것 같다고 신기해했다.

세월이 흘러 중현이 아빠는 재혼을 하였다. 새 엄마도 좋은 사람이라 중현이 치료에 정성을 다했다. 중현이는 더 이상 경련을 일으키지 않는다. 요즘은 일 년에 한 번 정도 병원에 오면 될 정도로 중현이의 건강이 안정적이다. 어느새 의젓하게 자란 중현이를 볼 때마다 대견함과 함께 마음 한 켠이 아려오는 건 어쩔 수 없다.

중현이는 다른 프로피온산혈증 아이들에 비해 잔여 효소가 높은 편이어서 병의 예후가 좋았을 텐데 진단과 치료 시기가 늦어서 중현이의 성장을 지체시켰다는 점이 안타까웠다. 신생아 시기에 스크리닝 검사를 시행해서 일찍 발견했다면 큰 문제없이 건강하게 잘 자랐을 것이다. 더욱이 중현이 엄마가 그런 불상사를 겪지 않았을지도 모른다. 하지만 늦게라도 나와 인연이 되어 중현이를 치료시킬 수 있었다는 사실에 유전학 공부를 한 보람을 느낀다. 중현이 엄마 또한 다른 세상에서도 중현이의 건강을 지켜주고 있을 거라는 생각을 해 본다.

심장이 유독 커지는
폼페병에 걸린 대희

2004년 2월, 충남대학병원의 소아·청소년과에서 연락이 왔다. 심장이 유독 큰 아이를 보낼 테니 진료를 해달라는 내용이었다. 지체장애아나 선천성 희귀질환으로 태어난 아이들은 자주 봤지만 심장이 큰 아이라는 말에 혹여 불치병이 아닐까 내심 걱정부터 앞섰다.

2003년 8월 28일에 태어난 대희는 눈이 동그랗고 눈썹이 짙은 예쁜 사내아이였다. 정상 분만으로 태어났으나 백일 즈음부터 숨쉬기를 벅차 하고 온 몸에서 땀을 줄줄 흘렸다고 한다. 소아과에 입원하게 된 건 반복되는 폐렴 때문이었다. 치료를 했지만 점점 숨이 가빠지며 가래 끓는 소리를 냈다. 그러다가 자신의 호흡으로는 산소 유지가 되질 않아 생후 5개월부터 인공호흡기에 의존하고 있었다. 아이 부모의 말에 의하면 생후 5개월이 지났어도 아이가 목을 가누질 못했다고 한다.

데려온 아이를 보니 누워 있는 모습이 개구리 다리와 같은 체위를 하고 전혀 자발적인 움직임이 없었다. 하루하루를 호흡기에 의존해 살면서 배가 불룩 나오고 간은 비정상적으로 커져 있었다. 심장도 아이의 가슴에서 반 이상을 차지할 정도였다. 한창 보드랍고 말랑말랑해야 하는 피부는 코끼리 피부처럼 두터웠다. 아이의 부모와 상의 끝에 간 생검을 하기로 하고, 미국에 있는 듀크대학으로 근육 효소 검사를 의뢰하였다. 듀크대학으로 특별 수송된 냉동 간 조직은 즉시 효소 검사에 들어갔고, 일주일 후 아이가 당원병 제2형인 '폼페병(Pompe's disease)'이라는 답신을 받았다.

우리 몸은 음식을 먹었을 때 활동에 사용하고 남은 탄수화물을 간에 글리코겐으로 저장했다가 음식물 섭취가 충분하지 않을 때 다시 사용한다. 그러나 폼페병을 앓는 아이는 저장된 글리코겐을 다시 사용할 수 있는 효소가 없으므로 섭취된 탄수화물이 간, 심장과 근육에 쌓여 심장이 커지고 근육에 힘이 없는 유전질환이다. 유전병이라는 진단을 받은 아이의 부모는 매우 당황하였고, 게다가 치료약이 없다는 사실에 망연자실했다. 나는 저녁마다 미국 전역에 있는 의사들에게 연락을 취해 자문을 구하였다. 하버드대학의 동문 후배 코르조 의사와 주임교수인 하비 리비 의사는 미국의 제약회사인 젠자임 회사에 연락해 보라고 조언했다.

당시 젠자임에서는 폼페병 치료제를 개발하여 동물실험에서도 효과를 인정받았고, FDA의 승인 절차를 밟고 있는 중이라는 것이었다. 젠자임과 접촉하여 그 약을 먼저 쓸 수 있게 해달라고 호소했다. 하지만 젠자임에서는 그럴 수 없다는 답을 주었다. 정식으로 승인을 받은 다음에 쓸 수 있다고 했지만 FDA 승인을 받으려면 수개월의 시간이 걸리는데 아이가 그때까지 살지 장담할 수 없었다.

효소 치료 말고는 아이를 살릴 수 있는 다른 방법은 없었다. 밤 사이에 좋은 소식은 없었을까 기대하며 나를 바라보는 부모들은 매일 아이를 살려달라고 울면서 애원을 하였다. 저녁마다 국제전화와 이메일로 미국 의료진들과 소통하던 나는 미국으로부터 무료로 효소를 공급받을 수 있는 길을 찾을 수 있었다. 환자에게 사용되기 전에 한국 정부로부터 허가를 받아야 했다. 보건복지부로 연락했지만 그런 전례가 없어서 그런지 비협조적인 데다가 얼마나 중요한 사안인지조차 금방 받아들여지지 않았다. 여러 사람들의 도움으로 어렵게 일이 처리되었다. 그리하여 한국에서는 처음으로 폼페병에 대한 치료 허가를 받을 수 있었다.

첫 번째 치료가 시작되는 날은 모두가 흥분되어 있었다. 효소 주입 후에 아이의 다리가 조금씩 움직이기 시작해서 보는 사람 모두가 너무 놀랐다. 효소 치료는 2주마다 시행되었고, 다행히도 부작용은 없었다. 그러던 어느 날 아이가 심한 폐렴에 걸리면서 움직이기 시작한 다리마저 전혀 힘을 쓰지 못하고 축 늘어졌다. 하지만 그런대로 호흡은 안정되어 인공호흡에 의존하는 횟수가 줄어들었고, 부었던 간은 완전히 정상을 되찾았다.

손으로 침대 옆에 걸어둔 장난감 북을 제법 잘 치고 두 손으로 물체를 만지작거리며 좋아하는 정도가 되었다. 그러나 여전히 목은 가누질 못하고 개구리 다리처럼 늘어져 있어서 다리 사이에 푹신한 받침을 대서 억지로 일으켜 세워야만 했다. 근육의 힘은 돌아오지 않았던 것이다.

그런 상태에서 일 년이 지나고 중환자실에서 돌잔치를 하게 되었다. 여러 가지 떡과 음료수가 준비되었으나 먹을 수 없는 아이에게는 그림의 떡이나 마찬가지였다. 대부분 영아의 폼페병은 돌을 넘기는 것이 불가능하므로 중환자실에서의 돌잔치일망정 그 자체가 하나의 희망이 되었다. 그 무렵 아이 엄마는 둘째를 가졌다. 부모는 둘째아이도 똑같은 병을 갖게 될까 봐 불안해 하였다. 그래서 산전 검사를 권하였다.

대덕연구단지에 있는 분자생물학 교수님과 상의하여 산전 검사를 하기 위해 아이 부모와 유전병이 있는 아이의 유전자 비교 분석이 시행되어 돌연변이 부위를 발견하였다. 아이의 엄마는 융모막 채취를 하기 위해 서울로 올라갔다. 초조하게 이제나저제나 결과를 기다리고 있는데, 태아에게 유전병도 없고 건강하다는 검사 결과를 들을 수 있었다. 그러자 심하던 아이 엄마의 입덧도 멈추고 얼굴에 비로소 화색이 돌았다.

다음 해에 아이 엄마는 건강한 여자아이를 출산했다. 대희로 인해 눈물과 한숨이 드리워져 있던 집안에 여동생의 출생으로 다시 웃음이 번질 수 있었다. 그 순간에도 대희는 자신의 고통과 사투를 벌여야만 했다. 효소 치료에도 상태가 자꾸 나빠져서 숨 쉬는 것조차 힘든 상태였다.

결국 기관 절개를 하여 가래를 빼내고, 기도를 연결하여 인공호흡기를 연결해야 했다. 장난감 북을 칠 수 있었던 손의 힘마저도 없었다. 먹는 것은 '위루관'을 통해서, 숨 쉬는 것은 인공호흡기에 의지해 겨우 연명을 해나갔다. 의식과 뇌 기능은 멀쩡했지만 근육을 움직일 수가 없기 때문에, 화가 나면 대희는 눈물을 흘리거나 절개한 기관지 사이로 가래를 더 뿜어내는 것이 최대의 의사 표시였다.

어린 대희의 고통도 고통이려니와 계속된 병원비로 인해 대희네는 점점 형편이 어려워졌다. 툭하면 중환자실에 입원을 하고 인공호흡기와 산소를 달고 살아야 하니 왜 안 그러겠는가. 대희 아빠는 운영하던 회사의 문을 닫아야 하는 지경까지 되었다. 그럼에도 대희 부모는 서로 의지하며 잘 버텨 주었다. 미국에서 무료로 지원받던 효소를 지금은 정부에서 지원하고 있어서 그나마 다행이다.

대희는 어느새 7살이 되었다. 키도 부쩍 크고 얼굴도 제 또래의 모습을 하고는 있지만 울어도 표정이 전혀 나타나지 않을 정도로 모든 근육이 힘이 없다. 유일하게 좋아진 기관은 심장과 간이다. 심하게 부었던 심장의 크기는 정상 기능을 하지만 두터워진 심장 근육은 정상으로 돌아오진 않았다. 그러나 생명을 연명할 만큼의 기능은 하고 있으니 얼마나 다행인가.

어쩌면 대희에게 삶은 하루하루 고통을 살아내는 일인지도 모르겠다. 단 하루도 고통 없이 살아갈 수 없기 때문이다. 나는 외국에 나갈 때마다 폼페병에 대한 좋은 치료 방법이 없을까 알아보곤 한다. 그럴 때마다 한결같이 하는 말이, 효소 치료가 조기에 이루어지지 않았기 때문에 근육에 돌이킬 수 없는 손상을 주어 현재로선 별다른 치료책이 없다는 것이었다.

한 해가 가고 또 한 해를 맞았다. 많은 재산을 대희의 치료에 쓰고도 여전히 희망을 잃지 않고 아이의 손을 잡고 있는 대희 부모를 보면서 '줄기세포와 같은 좋은 치료 방법은 없을까?' 고민해 본다. 이렇게 숭고하고 헌신적인 부모의 기도가 계속되는 한 반드시 언젠가는 치료책도 나오리라 믿는다.

조직이 계속 자라는
프로테우스증후군 앓는 우진

.
.
.
.
.
.
.
.
.

미국에서 유전학 수련을 마치고 돌아와 충남대학병원에서 소아과 외래교수로 유전병 환자를 보던 2006년의 일이다. 의과대학 학생들로부터 이상한 환자가 있으니 봐달라는 전갈을 받았다. 종종 있던 일이라 대수롭게 생각하지 않고 소아과 외래에 갔다. 그런데 막상 환자를 본 순간, 우리나라에도 이런 병이 있나 하고 내심 놀랐다.

우진이는 한 몸에 두 가지의 다른 세포를 가지고 있는 아이였다. 한 가지 세포는 끝없이 세포분열이 일어나 조직이 지속적으로 크고, 아이가 성장이 끝날 때까지 이런 조직의 성장은 계속 되는 병이다. 즉, 세포분열 중 세포 주기에 이상이 생겨 오는 유전질환이었다. 그래서 병명도 그리스 신화에 나오는 '자기 몸을 자유자재로 바꾸는 바다의 신 프로테우스(Proteus)'의 이름을 따 '프로테우스증후군'이라 붙였다.

먼저 아이의 부모를 만나 가족의 유전적 요소를 알아보고 임신 중 가벼운 질병에 대한 약물치료 등이 있었는지 알아보았다. 그러나 임신 중에 특별한 이상을 발견하거나 겪은 일이 전혀 없었다. 이 질환에 대한 가족력도 없었다. 10살 터울의 형이 있는 우진이는 35주 만에 제왕절개로 세상에 태어났다. 이상하게도 출생 시 체중이 2.9kg로 만삭에 가까웠지만 저체중아였다. 태어나자마자 황달이 심하여 일주일간 대학병원 신생아 중환자실에 입원하여 광선요법 치료를 받았다. 우진이는 태어난 지 한 달이 되면서 점점 몸이 이상해졌다.

양쪽 음낭이 비정상적으로 커지고, 오른쪽 이마 부위가 처음엔 도톰해지더니 지속적으로 뼈가 자라 튀어나왔다. 그리고 오른쪽 위 눈꺼풀이 두꺼워지면서 눈을 반쯤 덮었다. 오른쪽 뒤통수에는 주위 조직과 형질이 전혀 다른 피부가 자라기 시작하고 얼굴의 비대칭이 심해졌다. 온몸 여기저기 도톰한 갈색 모반이 생겨 점점 커지는가 하면 오른쪽 3, 4번째 손가락이 비정상적으로 자라났다. 충격을 받은 엄마가 병원을 찾아갔지만 의사들은 정확한 원인조차 알아내지 못했다. 우진이는 이상하게 변하는 외모도 걱정이었지만 더 큰 문제는 한 쪽 성대에 비정상적으로 조직들이 자라면서 숨을 쉬기 힘들다는 것이었다.

호흡 유지를 위해 수술은 불가피했고 고맙게도 우진이는 잘 견뎌 주었다. 이번에는 오른쪽 눈꺼풀 조직이 계속 자라서 시야를 덮었고 망막은 회색으로 변해갔다. 귓바퀴에도 비슷한 조직이 자라 결국은 외이도를 막아버렸다. 그런데 아이는 통증을 느끼는 것 같지는 않았다. 복부 초음파 영상 검사 결과 오른쪽 콩팥도 왼쪽에 비해 크기가 컸다. 신체의 모든 기관과 외형이 비대칭에 비정상적이었다. 부모는 어느 과에서 진료를 받아야 할지조차 혼란스러운 상태였다. 소아정형외과와 소아비뇨기과에서 진찰을 받았지만 진단명을 모른 채 시간을 두고 지켜보자는 말만 들었다.

소아과에서 실시한 흉부 X-선에서 폐 조직도 정상이 아닌 것으로 나타났다. 처음에는 폐렴을 의심했으나 폐 조직에 섬유성 변화가 치유되지 않고 지속되었다. 설상가상으로 대변이 잘 배출되지 않고 배가 많이 불러왔다. 복부 X-선 소견 상 복부 대부분이 가스로 차있었고 항문 가까이는 대변으로 가득 차 있었다.

아이 부모는 아무 것도 모르고 해맑게 웃고 있는 아들을 보면서 같이 웃어야 할지 울어야 할지 모른 채 우왕좌왕했다. 이런 상황에서도 아이는 잘 자라주어 또래의 정상 아이들보다 컸다. 생후 4개월이 되었을 때, 오른쪽 편도선과 아데노이드 한 쪽이 커져 기도가 막히면서 호흡이 어려워져서 결국 절제수술을 받게 되었다. 아이의 비정상적인 외모는 둘째 치고 숨이라도 편히 쉬기를 바라는 마음이 간절했다.

그렇게 하루하루 힘겹게 버티는가 하더니 갈색의 모반이 목과 배꼽 아래와 왼쪽 가슴 부분을 중심으로 점점 커지기 시작했다. 눈꺼풀에 있던 연조직은 빠른 속도로 자라서 아기 손바닥만한 혹으로 변해 아예 눈을 덮어버렸다. 그리고 오른쪽 귀는 지속적으로 커져 외이도를 완전히 막아 오른쪽 청력이 상실되었고, 오른쪽 3, 4번째 손가락은 계속 자라서 왼쪽보다 거의 2배 가량 커졌다. 피부와 눈의 망막에 이상이 있고 한 쪽 몸이 비대칭으로 자라는 것으로 보아 '윔스 종양'이 의심되어 여러 검사를 하게 되었다. 안과와 이비인후과, 비뇨기과와 피부과, 정형외과와 성형외과 의사들이 함께 상의를 하여 뇌 CT, 초음파 검사를 시행하였으나 MRI는 아이의 수면 유도가 되지 않아 시행하지 못했다. 겨우 복부 CT를 찍은 결과 '윔스 종양'은 아니었다.

우진이는 만 4세에 편도선 절제수술과 음낭수종에 대한 수술까지 받아야 했다. 그런데 비정상적인 조직이 지속적으로 자라기 때문에 수술 시 마취를 위해 기도에 튜브를 삽입하는 과정이 쉽지 않았다. 그 상황에서 어렵게 수면제를 투여한 후 뇌 MRI 촬영을 해보니 오른쪽 측두부의 뼈가 녹아 있었으며 비정상혈관 증식이 관찰되었다. 이비인후과에서는 막힌 오른쪽 귀의 정밀검사가 이루어졌다. 외이도 속으로 뼈가 자라 속귀가 거의 막혀 있었지만 수술 후 비교적 합병증 없이 잘 회복되었다.

이 이후에도 우진이는 1년도 채 되지 않아 5세가 될 무렵에 뼈가 비정상적으로 섬유화되는 병인 '섬유성 골이형성증'이 진단되어 성형외과에서 오른쪽 이마의 뼈 절제수술을 받았다. 겨우 상처가 아물어 갈 무렵인 그해 말, 정형외과에서 계속 자라고 있는 오른쪽 2, 3번째 손가락도 부분절제를 하였는데 안타깝게도 손가락의 기능을 상실해버렸다. 태어나 5년이란 짧은 시간 동안 전신에서 문제가 발생하고 치료와 수술이 이루어진 것이다.

치료와 수술에 협조적이던 의사들은 내가 우진이의 병명을 프로테우스증후군으로 정의내린 후부터는 수술을 꺼려했다. 특히 마취과 의사는 수술을 연기하거나 포기하기도 했다. 8살이 되었을 때, 우진이는 편도선과 아데노이드 절제를 한 부위에 조직이 다시 자라면서 숨소리가 거칠어지고 수면 무호흡 증상이 나타났다. 더욱 나쁜 것은 폐 조직이 섬유화되어 숨쉬기가 편하지 않고, 자주 호흡기가 감염되었다. 우진이 엄마는 혹여라도 아들이 수면 중에 호흡이 막힐까 봐 매일 밤 아들이 자는 옆에서 밤을 새웠다.

다시 수술을 하거나 기관 절개를 해야 한다는 내 말에 아이 엄마는 쉽게 대답을 하지 못하고 조금만 더 지켜보자고 했다. 그러나 점점 편도선과 아데노이드 주위의 연조직이 계속 자라 결국은 무호흡이 있는 동안에 인공호흡으로 뇌의 저산소증을 막아야 하는 상황이 되었다. 그제야 기관지 절개를 하게 되었고 편도선과 아데노이드를 모두 제거하였다.

    2007년 10월 11일, 열 살이 된 우진이는 이마에 뼈 조직이 점차 섬유화되어 혹처럼 자라나서 다시 수술을 받아야 했다. 마취과 의사를 비롯한 각 과의 의사들은 수술 날짜를 여러 번 연기하면서까지 '프로테우스 증후군'에 대한 정보를 찾아 공부하였다. 그 다음 각자의 의견을 내놓고 상의하여 수술을 시행하였다. 예상보다 수술은 잘 되었고 회복도 빨랐다.

    우진이의 투병기가 알려지면서 한 방송 프로그램에서는 우진이 이야기를 다루기도 했었다. 그때 우진이 엄마는 "다른 아이들과 똑같이 자라는 것은 바라지도 않고 잠이라도 제대로 편히 잘 수 있으면 좋겠어요. 우진이 소원이 제주도 여행인데 언젠가 꼭 이루어졌으면 좋겠어요" 하는 말을 했었다. 그게 화제가 되어 다른 방송국의 크리스마스 특집 프로그램에서는 우진이 가족에게 제주도 여행을 시켜주기도 했다.

    그때 우진이는 오른쪽 등과 이마, 다리뼈가 비정상적으로 자란 상태라서 척추와 온 몸을 보조기에 고정시킨 다음에야 이동할 수 있었다. 휠체어를 타고 이동하던 중, 한 돌탑에 돌을 올려놓으며 "우리 가족 모두 건강하고 행복하게 살았으면 좋겠어요" 하고 소원을 빌던 우진이의 모습이 아직도 눈에 선하다. 그야말로 우진이에게는 평생 잊지 못할 크리스마스 선물이었다.

    그 뒤에도 우진이의 힘겨운 투병은 계속 이어졌다. 폐의 조직이 섬유화되어 낭성 변화가 있었기 때문에 폐렴으로 다시 입원을 하기도 했고, 오른쪽 귀의 청력을 완전히 상실하고 오른쪽 손가락도 성장판을 잘라내 겨우 엄지와 검지만 사용할 수 있다. 얼굴의 앞 관절뼈도 계속 자라 입을 크게 벌리거나 다물지도 못한다. 이제 중학교를 졸업하는 우진이는 성장도 많이 더뎌서 초등학교 5학년 정도의 어린이가 있는 크기의 바지를 입는다.

우진이는 조만간 척추측만증 수술을 받아야 한다. 그 동안 하도 많이 수술을 받고 고통을 겪은 때문인지 이제는 '수술'이라는 말을 들어도 그런가 보다 한다. 그게 더 마음을 아프게 한다. 우진이에게도 사춘기가 올 거고 어른들이 짐작 못하는 고민과 고통들도 생길 것이다. 하루하루 자신의 목숨이 얼마나 힘겹게 이루어지는지를 잘 알고 있는 만큼 우진이가 앞으로도 씩씩하게 잘 이겨내기를 바란다.

생후 3일 만에 시트룰린혈증으로 혼수상태가 되었던 우현

.
.
.
.
.
.
.
.
.
.

　　　　　　　　　　2010년 2월 어느 주말, 우리 한국유전학연구소 홈페이지에 아이의 이모가 글을 올렸다. 남자아이가 태어나서 3일 만에 혼수상태로 중환자실에서 수액을 맞고 있는데, 혈액 암모니아 수치가 매우 높다고 했다. 정상인들은 암모니아가 그렇게 높지 않은데 암모니아 수치가 높을 경우 우선 대사질환을 의심해야 한다.

　　글을 읽고 급한 마음에 해당 글 아래 내 핸드폰 전화번호를 남기고 연락을 달라고 썼다. 아이의 상태가 걱정되어 초조하게 전화를 기다렸으나 그날 저녁에서야 전공의와 통화할 수 있었다. 일단 간단히 내 소개를 한 뒤 현재 아이의 상태를 자세히 물었다. 그리고 암모니아 수치가 올라간 원인이 밝혀질 때까지 뇌손상을 막기 위해 당장 암모니아 수치를 내릴 수 있는 치료가 필요하니 우리 병원으로 사람을 보내 약을 가지고 가라고 했다. 그러자 그 전공의는 난색을 표했다.

　　아이가 생사를 오가는 상태라는 걸 알면서도 가만있을 수가 없었다. 119라도 불러 타고 약을 가지고 가겠다고 했더니 그렇더라도 소아과 과장의 허락 없이는 약을 투여할 수 없다는 대답이었다. 그런데 주말이니 월요일이 될 때까지 자기 마음대로 아무 것도 결정할 수 없다고 했다. 아이의 목숨이 경각에 달렸는데 너무 무책임한 것 같아서 화가 치밀어 올랐다.

다른 방법이 없을까 고심하다가 후배인 충남대학교 소아과 과장님에게 부탁하여 G병원 소아과 과장의 연락처를 알아 연락을 시도했으나 전화를 받지 않았다. 그 사이 아이가 잘못 되지는 않을까 주말 내내 걱정이 되었다. 월요일이 되어 다시 확인을 해보니 다행히 서울에 있는 S병원으로 옮겨 투석 치료 후 암모니아 수치가 조절되었다고 하였다. 그리고 그 전에 행해진 스크리닝 검사에서 시트룰린(citrulline) 수치가 올라간 것이 발견되어 서울에 있는 SCL(서울의과학연구소)로 확진 검사를 보냈다고 하였다.

우리가 평소에 섭취하는 단백질은 분해되어 성장하는데 이용이 되지만, 섭취된 단백질이 분해되는 과정에서 암모니아를 생성한다. 암모니아가 그대로 체내에 처리되지 않고 높게 유지되면 뇌세포를 붓게 하고 결국은 뇌세포를 사멸에 이르게 하여 뇌손상을 입히게 된다. 그러나 생성된 암모니아는 바로 간에 있는 요소회로에서 전혀 독성이 없는 요소로 바뀐다. 이런 요소회로가 정상적인 기능을 하기 위해서는 여러 단계를 거치게 되는데, 각 단계마다 효소가 작용하게 되어 암모니아가 처리된다.

그런데 선천적으로 어느 단계이든 효소가 결핍되는 경우에는 암모니아가 처리되지 못하고 뇌손상을 입히게 된다. 우현이의 경우는 시트룰린이 다음 단계로 대사되지 않아 몸에 쌓이고, 또한 생성된 암모니아도 처리되지 않아 뇌에 영향을 주게 된다. 이런 아이는 단백질을 너무 많이 섭취하거나 반대로 단백질 섭취를 너무 제한하는 경우 몸이 필수아미노산을 유지하기 위해 체단백질이 분해되어 단백질을 많이 섭취하는 것처럼 혈액에 암모니아 수치가 상승하게 된다.

우현이는 태어나면서부터 혼수상태였지만 다행히도 S병원 중환자실로 옮겨져 투석을 받은 뒤 의식을 찾았다. 한시름 돌리자 아이 아빠가 전화를 해선 아이 질환에 대해 알기를 원했다. 그리고 청주로 직접 내려왔다. 우현이 아빠에게 '시트룰린혈증'이라는 것이 무슨 병이며, 어떻게 치료해야 하고, 식이요법은 어떻게 해야 하는지에 대해 교육을 시켰다. 설명을 듣고 난 아이 아빠는 일순 얼이 빠진 것처럼 보였다. 그러나 이내 정신을 차리고 자기 아이를 지켜내겠다는 아버지의 결연함을 보여 주었다. 그런 우현이 아빠에게, 음식물의 단백질 양과 대사질환을 치료하는 데에 필요한 프로토콜, 그리고 아기에게 먹일 수 있는 분유의 아미노산 성분, 칼로리, 단백질 등에 관한 자료를 파일로 만들어 주었다. 투석이 잘 되어 우현이의 암모니아 수치가 잘 조절되자 우현이는 S병원에서 퇴원하여 우리 병원으로 왔다. 우현이 엄마는 우현이 때문에 산후 조리도 제대로 못한 상태에서 치료도 어려운 질환에 걸렸다고 하니 울고 또 울었다.

"원장님, 태어나자마자 이런 고생을 하고 평생 정상인처럼 살 수도 없다니 우리 우현이 불쌍해서 어떻게 해요?"

이럴 때 의사가 할 수 있는 최선은 아이의 치료에 전력을 기울이는 것이다. 우현이는 혈액 암모니아를 조절하기 위해서 시행된 혈액 검사와 혈액 투석 때문에 헤모글로빈 수치가 7 이하로 떨어져 빈혈 증상을 보였다. 이런 질환을 치료하려면 혈액 아미노산 분석과 혈액 암모니아 분석을 수시로 하면서 식이요법과 암모니아에 대한 치료가 병행되어야 한다.

우현이는 식이요법 치료를 하면서 철분제를 투여하였더니 상태가 나아져서 퇴원할 수 있었다. 집이 전라도 광주이기 때문에 퇴원 후에 자주 오지 못했지만, 수시로 아기 상태에 대한 전화 연락은 주고받았다. 그렇지만 아이 상태를 직접 보지 못하는 상태에서 이런저런 처방이나 조언을 해주는 데에는 아무래도 한계가 있었다.

둘 다 공무원이었던 아이 부모는 아이 치료를 위해 자신들의 근무지를 청주로 신청하였다. 우현이가 생후 8개월이 되었을 때 우현이네는 청주로 이사를 올 수 있었다. 우현이 엄마는 연고도 없는 청주에 와서 많이 힘들었을 텐데도 대사질환가족모임 홈페이지에 자주 글을 올려서 환자 부모들에게 힘을 불어주곤 하였다. 대사질환자들을 치료하다 보면 의사의 입장에서 부수적인 문제가 대두되기도 한다. 아미노산 분석 결과에 따라 치료를 하게 되는데, 이러한 검사가 항목에 빠져 있거나 항목에 있어도 수가 책정이 개선되지 않는 부분들이 있기 때문에 경영에 많은 어려움이 따른다.

옛날부터 아미노산 분석 하는 데에 드는 의료보험 수가가 HPLC 방법으로 하는 것만 수가가 책정되었고, 생체 분석을 위한 이온 교환 '크로마토그램'은 수가 자체가 없다. 12년 전에 책정되었던 HPLC 아미노산 수가로 검사실을 운영하니 날이 갈수록 적자가 가중되었다. 개인 혼자 감당하기에는 많이 힘들다. 생각 끝에, 보건복지부 보험심사부에 민원을 제기하여 처음에는 신기술로 등록하라는 추천을 받아 서류를 보냈으나 서류는 통과되지 않고 되돌아왔다. 환우 가족들이 항의하는 소동이 벌어졌다. 우현이 아빠를 포함한 환우 가족들과 함께 현안 문제들을 상의하기 위하여 서울에 있는 대사질환협회를 방문하였다. 대사질환협회 사무실에 가 보니 작은 전기난로 한 개와 책상 의자 몇 개가 전부였다. 환우 가족과 함께 일회용 믹스커피 한 잔과 점심을 먹고 '언젠가는 해결이 되겠지' 하는 작은 희망을 갖고 돌아올 수밖에 없었다. 그 후 우현이는 치료를 받으면서 잘 자라 첫 돌을 맞을 수 있었다. 그때 편지 한 통을 받았다.

　　존경하는 원장님께

　　원장님, 내일이 우현이 돌입니다. 태어난 지 며칠 되지 않아 온 주변 사람들을 놀라게 한 지 엊그제 같은데 벌써 돌이라니 믿기질 않습니다. 작년 한 해 얼마나 좌절하고 절망했는지 생각조차 하기 싫습니다. 우현이가 태어나 백일이 될 때까지 거의 매일 눈물로 세월을 보낸 것 같습니다.

　　아파트 7층에서 우현이를 데리고 뛰어내릴까도 여러 번 생각했으니까요. 우현이가 뇌손상을 받은 용운이처럼 될까 봐 무서웠거든요. 지금도 지난해를 생각하면 가슴이 저립니다. 우현이가 뒤집기부터 정상 발달을 시작하며 우울증도 사라졌고 저희 가족에게 웃음이 되찾아 왔습니다. 죽는 날까지 최선을 다해 우현이를 키우겠습니다.

　　원장님! 저희 가족에게 희망과 웃음을 되찾아 주시고 우현이를 살려 주셔서 고맙습니다. 이 은혜 평생 잊지 않겠습니다. 항상 건강하시고 우리 우현이 자라는 모습을 지켜봐 주세요. 아픈 아이들을 위해 헌신하시는 원장님을 사랑하고 존경합니다.

　　　　　　　　　　　　　　　　　　　2011. 2. 14. 이우현 엄마 올림

　　우현이 돌날, 우리 '김숙자소아·청소년병원'은 푸짐한 돌떡을 선물 받았다. 게다가 시골에서 직접 농사 지어 짠 고소한 참기름 한 병과 대사질환 환아를 위해 사용해 달라는 후원금까지 보내 주었다. 지금 우현이는 아주 예쁘게 잘 자라고 있다. 병원에 올 때마다 혈액 검사를 위한 채혈을 하기 때문에 아파서 울 때 늘 안쓰럽다. 우현이는 건강하게 잘 자라고 있어도 평소에 조심해야 할 게 적지 않다. 과일 하나도 마음대로 먹이지 못한다. 대부분의 요소주기 대사질환 아이들은 과일은 비교적 먹여도 된다. 그런데 우현이처럼 '시트룰린혈증'의 아이들은 과일도 마음대로 먹지 못한다.

이제 우현이가 세 돌이 된다. 말도 잘하고 내가 누구냐고 물으면 "김숙자 원장님이오"라고 또박또박 대답도 잘한다. 아파서 병원에 오는 날이 전보다 많이 줄어들었다. 얼마 전에 우현이 부모로부터 정성어린 알밤과 송이버섯을 받았는데 감사하고 아까워서 사진을 찍어 지금까지 잘 간직하고 있다. 어서 우현이가 유전성대사질환을 극복하여 아무 음식이나 먹을 수 있는 날이 오기를 기대해 본다.

"엄마! 왜 나를 낳았어?"
사또증후군 진이의 물음

진이는 유난히 입덧이 심했던 엄마한테서 태어나 7시간 만에 호흡곤란으로 입원을 하게 된 아기였다. 입원하면서 황달이 생겨 즉시 광선요법을 쓰기도 했지만 차차 좋아져 10일 후에 퇴원하여 별 탈 없이 잘 자랐다. 그런데 14개월이 되면서부터 아이가 주기적으로 토하기 시작했다. 걱정스런 마음에 우리나라 유명한 큰 병원은 다 돌아다니며 위내시경과 함께 여러 검사를 받아보았지만 특별한 원인을 알아내지 못했다. 답답한 마음에 진이 엄마는 용하다는 무속인까지 찾아갔다. 무속인은, 아이가 아픈 게 조상의 묘를 잘못 써서이니 이장을 하라고 했다. 그 말에 진이 부모는 바로 이장을 했지만 그 후에도 진이의 구토는 멈추지 않았다. 진이 부모는 다시 병원을 수소문하게 되었고 그러다가 우리 병원을 알게 되었다.

어느 날 군산에 사는 진이 부모로부터 전화가 왔다. 아이가 21일 주기로 토하는데 한 번 찾아오겠다는 것이었다. 그러더니 어느 날 갑자기 아이를 데리고 날 찾아왔다. 아이는 토하기 전에는 괜찮다가도 토하기 시작하면 피부에 울긋불긋한 넓은 점들이 생겼다. 2000년 당시엔 내 병원이 없었기 때문에 아이를 청주에 있는 의료원에 입원시켰다. 그 당시 처음으로 개방병원이라는 시스템이 도입되어 병원이 없는 의사도 환자를 입원시키고 진료를 할 수 있었다.

입원을 한 아이는 먹는 대로 토하고 또 마시고 또 토했다. 그리고 갈증을 느끼고 밤새도록 울어대며 잠을 자지 못했다. 더 심각한 것은 혈압이 올라가는 것이었다. 평소에는 정상이었지만 발작만 일으키면 혈압이 올라갔다. 진이의 질환명은 '사또증후군'이었다. 주기성 구토증후군과 고혈압이 동반되는 질환을 보고한 일본인 의사 '사또'의 이름을 따서 만들어진 병명이었다.

33개월이 된 진이는 말도 잘하고 키, 몸무게, 머리 둘레가 모두 정상이었다. 겉으로 봐서는 모두 멀쩡했지만 하루 종일 토하고 울기를 멈추지 않았다. 처음에는 먹은 양 만큼인 한 바가지 정도만을 토해냈지만 시간이 지나면서 노란 물 그 다음에는 초록색 물 급기야 피까지 토해냈다. 그럴 때마다 진이는 나를 찾았고, 어느새 진이도 내 이름을 알게 되었다. 진이는 자기가 아플 때 내가 보이지 않으면 의료원 현관까지 나와서 "김숙자 선생님! 김숙자 선생님!"을 외쳐댔다.

의료원과 서울에 있는 병원을 통해 이루어진 검사에서 진이는 대부분이 정상으로 나왔고, 이상 소견은 오직 뇌하수체 호르몬 증가에 있었다. 아이의 증상에 대하여 미국 '주기성 구토증후군 연합회' 회장인 Dr. Li와 통화도 하고 이메일도 주고받았다. 그리고 어느 정도 구토가 진정된 후부터 우울증에 사용되는 아미트리프틸린을 소량씩 부작용이 나는지 확인을 하면서 투여하기 시작했다. 다행히 진정되어 그렇게 소리를 질러대던 아이는 조용하고 착한 아이가 되어 집으로 돌아갔다. 그러나

2주도 되기 전에 진이는 또 다시 나를 찾아왔다.

진이가 병원에 입원하자 직원들은 "한 동안 병원이 또 시끄러워지겠네" 하면서 웃었다. 진이는 전보다 훨씬 토하는 양이 많아졌다. 답답한 마음을 어디에 하소연할 수도 없는, 오직 나만을 믿고 찾아오는 환자와 보호자에게 시원한 답을 주지 못해 항상 미안한 생각이 들었다. 그래도 처음으로 돌아가 탈수를 조절하고 위가 허는 것을 막아주고 고혈압을 조절하며 인내심을 갖고 최선을 다해 치료했다.

다행히 세 번째 입원을 하면서 구토가 진정되었다. 토하는 날보다 토하지 않는 날이 많아졌고 진이의 부모는 꼬박꼬박 약을 잘 챙겨 먹였다. 그러면서 아이는 잘 자라고 토하지도 않았다. 3년 동안 병원에 내원하여 진이의 자라는 모습을 지켜볼 수 있었다. 그런데 3년이 지나면서부터 진이가 오지 않았다. 병이 나았다고 생각한 진이 부모가 임의로 약을 끊었기 때문이다. 그런데 3년이 지난 어느 날, 진이 아빠의 전화를 받았다. 진이가 다시 토하기 시작하여 청주로 가고 있다는 다급한 목소리였다.

오랜 만에 아이를 보니 아이가 몰라보게 자라 있었다. 의사 소통도 되었고, 자기가 아픈데 빨리 오지 않는다며 귀여운 불평도 늘어놓을 만큼 의사 표현도 잘했다.

"나는 김숙자 선생님이 보고 싶어요. 김숙자 선생님 불러주세요."

진이는 구토를 하면서도 나를 찾았다. 토한 후 음료수를 달라고 하여 건네주면 벌컥벌컥 들이마셨고, 마시자마자 오 분도 되지 않아 모두 토해냈다. 토하면서 위 내용물이 식도에 닿아 헐기도 하고 구토를 하면서 식도 점막이 손상을 받아 피를 토해내기도 하였다. 혈압도 여전히 높아 고혈압에 대한 치료제에 잘 반응하지 않았다.

하나도 나아진 것이 없었다. 전에 사용했던 약을 똑같이 써도 잘 듣지 않았다. 이번에는 전에 사용하던 약에 용량을 늘린 후 항경련제까지 투입되었다. 그런데 진이 엄마가 바빠서 퇴원을 예정보다 서둘렀다. 그러나 2주일도 되지 않아 다시 왔다. 진이 엄마는 여전히 바가지를 들고 토하는 진이 뒤를 따라다녔다. 진이는 토할 때엔 입이 마르고 입술은 선홍색을 띠었다. 반복되는 고통에 지쳤는지 하루는 진이가 자기 엄마에게 물었다.

"엄마! 왜 나를 낳았어?"

이 말을 들은 아이 엄마는 아무런 말도 하지 못했다. 다른 치료 방법이 없을까 싶어 외국의 치료 사례를 찾아보는 한편, '주기성 구토증후군' 가족 모임을 주관하고 있는 미국의 Dr. Li에게 계속 연락을 취해 보았지만 여전히 시원한 답변을 들을 수 없었다. 진이는 이렇게 두 번의 홍역을 치르고 다시 안정을 찾았다.

사는 게 바쁘다 보니 군산에서 오가는 일이 쉽지 않은 진이 아빠는 전화로 처방을 해달라고 하여 약은 약국에서 구입하였다. 그렇게 다시 3년이 지났다. 그러던 어느 날 사또증후군 증세를 보이는 아이의 부모가 대전에서 찾아와, 이런 증세를 가진 아이가 다른 곳에도 있는지를 알고 싶어 했다. 그래서 진이 아빠의 동의 아래 전화번호를 알려 주었다.

그때 진이 아빠와 통화하면서 확인해 보니 진이가 3년 정도 약을 먹다가 다시 약을 끊었는데도 아무 문제 없이 학교에 잘 다니고 있다는 소식이었다. 치료가 잘 된 것 같아 반갑고 기뻤지만 언제 구토가 재발될지 모르기 때문에 늘 신경이 쓰인다. 이렇게 다 나은 것 같아도 성인이 되어선 편두통으로 남는 경우가 많다. 부디 더 이상 토하지 않고 잘 자라 주기만을 바라는 마음 간절하다.

단풍당뇨병 극복하고
여대생이 된 수잔

2010년 11월 무렵, 페이스북 메시지로 누군가 계속 나를 찾았다. 무심하게 지나치곤 했는데 또 다시 닥터 Sook Kim을 찾는다는 메시지가 떴다. 혹시 미국 매사추세츠 제너럴 병원에 있을 때 내가 진료했던 단풍당뇨병 환자인 수잔인가 싶어 답글을 남겼다. 곧바로 답장이 왔다. 짐작대로 수잔이었다. 대학을 다니는 어엿한 아가씨가 되어 있었다.

처음 내가 매사추세츠 제너럴 병원에서 수잔을 만난 건 1998년으로, 수잔이 초등학교 들어가기 전이었다. 피부가 희고 고운 데다 눈이 커서 인형처럼 예뻤다. 대사이상 검사를 하기 위해 병원에 온 아이는 주사바늘에 익숙해 있어서인지 태연하게 손가락을 내밀며 피를 뽑으라고 했었다. 랜싯으로 손가락을 찌른 후 모세관이 연결된 혈액 튜브 끝으로 흘러나오는 혈액을 대어보니 작은 튜브 하나가 채워졌다. 매우 작은 원심분리기를 이용하여 혈액을 돌리자 혈액과 혈청이 정확하게 분리되었다. 아주 작은 양의 혈장으로도 검사를 할 수 있었다. 그때까지도 한국에서는 검사를 하려면 피를 많이 뽑아야 했기 때문에 그런 의료 현실이 부럽고 신기했다.

피를 뽑고 나서 수잔은 팝콘과 포테이토칩을 세어 먹으며, 음식에서 자신이 대사할 순 없지만 꼭 필요한 아미노산 루신이 얼마라고 정확하게 말했다. 예쁜 것만 아니고 총명하기까지 한 아이였다. 내가 자신을 귀여워한다는 걸 아는 수잔 역시 나를 잘 따랐다.

수잔은 크리스마스나 명절 같은 때에 특히 입원이 잦았다. 외동딸로 태어난 수잔은 태어나자마자 신생아 스크리닝 검사로 대사질환이 있다는 게 밝혀져 바로 치료에 들어갔기 때문에 뇌손상을 입지 않았다. 한 가지 아쉬움이라면 말을 조금 더듬었다. 수잔은 아프지 않은 때에도 나를 자주 찾아왔다.

1998년 크리스마스 이브였다. 수잔이 토하면서 몸이 축 늘어지는 증상을 보였다. 대사 위기가 온 것이다. 자신의 병에 익숙해진 수잔은 시키기도 전에 알아서 자기 소변을 받아 주었다. 수잔 엄마가 소변의 DNPH 검사를 직접 해서 노란 알갱이들이 침전되어 있는 혼탁도를 나에게 보여주었다. 단풍당뇨 환자에게서 루신 수치가 500이 넘으면 소변의 DNPH 검사가 양성으로 나오기 때문에 혈액 검사를 하지 않아도 환자의 상태가 심각하다는 것을 알 수 있었다.

모든 사람들이 크리스마스에 가족과 함께 보낼 때에도 여전히 대사질환 환자들은 응급상황으로 찾아왔기 때문에 우리 같은 의사들은 한국에서든 미국에서든 크리스마스 낭만을 생각할 수 없다. 그 해의 크리스마스도 그랬다. 응급실에서 환자를 진찰하고 혈액을 뽑아 네이비 야드의 아무도 없는 검사실로 가서 기계를 켜고 검사물을 투입하여 결과가 나올 때까지 5시간 이상을 혼자서 기다려야 했다.

무서울 정도로 적막한 검사실에는 검사 프로토콜과 두툼한 환자 차트가 책꽂이에 가득 꽂혀 있었다. 기다리는 동안 환자들의 차트를 넘겨 보면서 어떤 환자가 어떤 치료를 받았는지 살펴보았다. 평생 피를 뽑으며 살아가야 할 환자들, 크리스마스에도 병원에 올 수밖에 없는 수잔 같은 환자가 너무 많았다. 검사 결과가 나와 아미노산 분석기에서 결과지를 프린트하면서 마음이 무거웠다. "검사 결과가 제발 나쁘지 않게 나왔으면 좋겠어요" 하던 수잔이의 바람과는 달리 결과가 좋지 않았다. 루신이 정상치의 열 배 이상 높아 뇌부종을 일으킬 정도였으며 급하면 투석을 해야 할 응급상황이었다.

검사지를 들고 병동으로 갔더니 창 밖을 바라보고 있던 수잔이, 여러 마리의 말들이 끄는 마차가 보인다고 했다. 내 눈에는 아무것도 보이지 않았다. 뇌부종으로 인해 수잔에게 헛것이 보이는 것이었다. 걱정스러운 눈빛으로 수잔의 부모는 수잔의 일거수일투족을 빠짐없이 관찰하고 기록했다. 수잔에게 식이요법과 수액 치료를 병행했다.

매일 수잔의 상태와 아미노산 검사에 따라 처방을 바꾸며 대사 위기가 끝날 때까지 수잔에게 신경쓰느라 내 개인생활은 거의 할 수 없었다. 아이가 좋아져서 퇴원을 할 때는 10여 일의 입원 기간에 늘어난 짐이 밴에 가득 찰 정도였다. 아플 때에도 보고 아프지 않을 때에도 보면서 수잔과 나는 점점 정이 들었다.

단풍당뇨 가족모임에도 수잔네 가족은 적극적으로 참여했다. 매번 수잔은 화사하고 예쁜 드레스를 입고 왔다. 수잔 엄마는 하나밖에 없는 딸을 그렇게 항상 공주처럼 예쁘게 꾸며 주었다. 늘 아픈 딸인 만큼 더 잘 입히고 먹이고 싶은 것 같았다. 그런 사랑을 받아서인지 수잔은 늘 밝았다. 한국으로 돌아가야 한다고 할 때에는 "미국에서 계속 살면 안 돼요? 한국에 안 가닌 안 돼요?" 하면서 크게 실망했었다.

그리고 한국으로 돌아와선 서로 바쁘다 보니 자연스레 연락이 끊겼었다. 페이스북에서 14년 만에 수잔의 최근 얼굴을 보니 몰라보게 많이 자랐다. 수잔은 보스턴에 있는 웬트워스 공과대학교에 다니다가 건강이 좋지 않아 잠시 휴학을 하였는데 다음 학기엔 복학을 할 예정이라고 했다.

수잔에게 한국에 한 번 오라고 하니 비행기 타는 게 무서워 엄두를 내지 못하겠다고 했다. 지금도 아플 때면 병원에 가곤 하는데 예전의 담당의사였던 비비안 쉬는 병원을 떠나서 다른 의사에게 치료를 받는다고 했다. 그러면서 미국에 오게 되면 자신을 꼭 만나고 가라고 했다. 꼭 그렇게 하겠다고 약속했다. 수잔과 소식을 주고받는 사이 수잔을 보고 싶다는 생각이 점점 커졌다. 새해에는 보스턴에서 수잔을 꼭 만나야겠다. 예쁜 소녀에서 어느새 아름다운 여대생이 된 수잔을.

"수잔, 건강하게 잘 자라주어서 고맙다. 그리고 날 잊지 않고 찾아주어서 고맙다."

아프면 배꼽에서 진물이 나던
단풍당뇨병 환자 예은이

2000년 2월 18일은 예은이가 태어난 날이다. 예은이는 예은이 엄마가 한 번의 유산을 겪고 난 뒤 낳은 아이로, 위로는 오빠가 하나 있었다. 예은이 엄마는 임신 중 전치태반으로 천안에 있는 D대학병원에서 제왕절개로 3.2kg의 예은이를 낳았다. 예은이는 태어난 지 3일쯤 되었을 때부터 잘 먹지도 않고 지속적으로 울어댔고 피부가 창백해지면서 묽은 대변을 보았다. 모유를 먹지 않아 분유를 먹였다. 예은이를 돌보던 간호사가 아기의 소변에서 냄새가 난다는 말에 대사질환이 의심되어 소변을 수원의 O대학병원으로 보내 검사를 의뢰하였다. 그 결과 단풍당뇨병이라는 진단을 받게 되었다. 예은이가 태어난 지 15일 만의 일이었다.

단풍당뇨병은 선천적으로 루신, 이소루신, 발린 등의 분지 아미노산이 분해되는 효소가 결핍되어 대사되지 않은 물질이 쌓여 일어나는 질환이다. 소변, 타액, 땀, 눈물 등에서 단풍나무 수액과 비슷한 달콤한 냄새가 나기 때문에 단풍당뇨병이라는 병명이 붙여졌다. 이 병은 출생 직후엔 이상이 없다가 생후 3~5일부터 갑자기 젖을 먹지 않게 되고 토하며 경련을 일으키거나 호흡장애를 일으킨다. 심해지면 꾸벅꾸벅 조는 기면 상태가 되고 혼수상태에 빠지기도 한다. 치료를 하지 않을 경우엔 생후 2개월 이내에 심한 산혈증으로 사망하게 되는 위험한 병이다. 그러나 조기에 발견하여 치료하면 정상아로 자랄 수 있다.

그 당시 D대학병원의 전임의였던 담당의사와 소아과 과장이 소아 유전질환에 관심을 갖고 있었기 때문에 둘이 직접 내가 운영하는 한국유전학연구소에 왔다간 적이 있다. 그 일을 계기로 D대학병원에 강의하러 갔다가 예은이를 알게 되었다. 예은이의 단풍당뇨병에 대한 전공의 증례 보고가 끝나고 처음으로 예은이를 보았을 때, 몸에는 주사 자국이 많았고 항문 주위가 심하게 헐어 있었으며 입 가장자리가 갈라져 있었다.

소변으로 대사물질을 검사하는 시약을 전해주고 아미노산 검사 결과에 따라 어떻게 치료해야 하는지를 알려 주었다. 급히 입수해 놓은 에보트사의 단풍당뇨 특수분유 '케토넥스'를 태어난 지 3~4주 만에 투여하기 시작했다. 이 특수분유는 세 가지 아미노산(루신, 이소루신, 발린) 등 단백질 구조에서 가지가 있는 분지 아미노산을 제외한 분유이다. 아미노산은 필수아미노산으로 외부에서 투여하지 않을 경우 심각한 영양실조 상태가 오게 된다. 차츰 일반분유와 특수분유 비율을 맞추고 대사가 되지는 않지만 필수아미노산인 이소루신과 발린을 따로 봉지를 만들어 준비해주었다.

아기가 D대학병원에서 67일 만에 퇴원할 때, 병원에서 유전자 검사를 하자고 하였으나 부모는 거부하고 아기의 사진이 찍히는 것에도 반감을 드러내며 퇴원을 하였다. 부모는 퇴원한 뒤 아기를 내가 운영하는 연구소로 데리고 왔다. 우리 병원에 왔을 때 아기는 다소 뚱뚱했으나 머리는 몸통에 비해 작아보였다. 피부가 추울 때처럼 창백하여 푸른 기운이 돌았고 기저귀 주위에는 발진이 있었으며, 아기가 자주 보채고 민감한 편이었다.

첫 번째 아미노산 수치는 219로 정상의 2배 정도나 되었다. 식이요법을 계산하기 위해 체중 kg당 필요한 칼로리와 물을 계산하고 성장에 필요한 최소한의 단백질 양을 정해주고 나머지는 특수분유와 무단백분유를 혼합하여 투여하기 시작했다. 태어나서 82일째 되는 날, 예은이는 병원에 두 번째 방문을 하였다. 감기 증세로 치료를 받으며 처음으로 간염 예방접종을 받았다. 그때부터 특수분유와 일반분유의 비율을 다시 결정하고 피부발진 때문에 발린 아미노산 가루를 함께 투여했다.

너무 오랫동안 특수분유만 먹었기 때문에 영양상태의 균형이 맞지 않아 아미노산 검사에 따라 부족한 것을 보충하고 단백질을 조심스럽게 올렸다. 단백질이 들어 있는 일반분유를 한 번에 3g 정도 늘려서 서서히 투여하였다. 그러자 태어난 지 3개월 만에 루신 수치가 정상으로 돌아왔으며 피부 발진이 모두 사라졌다. 체중이 매일 조금씩 늘기에 일반분유를 소량씩 증가시켜 일주일 내지 이주일마다 단백질의 양을 늘려 나갔다. 키, 몸무게가 평균치를 따라가기 시작했으나 머리 둘레는 아직 25퍼센타일 아래였다. 그래서 매일 아미노산 검사를 시행하여 결과에 따라 단백질 양을 줄였더니 아이는 잠을 잘 자고 상태가 좋아졌다. 100일이 되었을 때는 아이가 자라는 것이 눈에 확연히 보일 정도였다. 몸무게는 정상보다 훨씬 컸고 키는 정상에 가깝게 따라갔으나 머리 둘레는 자라는 속도가 여전히 늦었다. 4개월이 되어서야 아이는 일반분유 50g, 특수분유 145g 정도까지 소화시킬 수 있었다.

2000년 7월 29일, 아이가 보채고 대사 상태가 나빠져 당시 병원이 없던 나는 개방병원인 청주의료원에 입원시켰다. 루신 수치가 484로 높아졌다가 단백질을 중단하고 특수분유만 투여하면서 수액 치료를 하였더니 아이 상태가 차츰 정상으로 돌아왔다. 매일 아침저녁으로 의료원으로 찾아가 치료해 주었더니 5일 만에 퇴원을 할 수 있었다. 이때 마침 단풍당뇨 심포지엄이 미국에서 있었는데, 단풍당뇨 환자의 대사질환으로 생긴 독성물질을 '카르니틴'이라는 물질과 결합하면 소변으로 배출한다는 보고가 있었다. 그래서 엘칸 시럽을 보충하는 것이 좋다는 논문 보고가 있기에 예은이에게도 엘칸 시럽을 투여하기 시작했다. 맛이 시큼한 물약이지만 다행히 예은이는 별 문제 없이 잘 먹었다.

그 후 일 년간 나는 미국 메이오클리닉에서 수련을 받게 되었는데, 예은이 아빠가 예은이의 배꼽 사진을 보내주어 치료되는 모습을 미국에서도 볼 수 있었다. 2000년 11월 24일엔 예은이가 보행기를 타고 찍은 사진을 받았다. 태어나자마자 그렇게 고생을 하던 아이가 예쁘게 잘 자라서 보행기를 타고 환하게 웃고 있는 걸 미국에서 보고 있자니 가슴이 벅찼다. 예은이는 다른 단풍당뇨 아기들과 달리 아플 때마다 루신 아미노산이 올라가고 배꼽 주위 피부가 짓물러 벗겨졌었다. 그러다가 대사 상태가 좋아지면 헐었던 배꼽 주위 피부가 깨끗이 나았다. 나는 예은이 아빠가 보내준 사진들을 미국의 유명한 대사질환 의사들에게 보여 주었다. 그런데 아무도 예은이처럼 배꼽이 허는 아이는 없었다고 했다.

예은이 엄마에게 식이요법을 알려줄 때 미국에서 사용하는 식단표를 그대로 주었기 때문에 아기가 그 식단과 잘 맞는지 궁금했다. 하지만 예은이 부모는 아이가 특별히 아프지 않으면 병원에 잘 가지 않았다. 그 걸 알게 된 나는 혈액 채취 튜브와 랜싯을 한국으로 보내 예은이가 주기적으로 아미노산 검사를 받을 수 있도록 하였다. 그리고 그 결과에 따라 예은이 부모에게 예은이 상태를 설명해주었다.

2002년 2월 4일, 미국 생활을 마치고 한국으로 돌아와 며칠이 지났을 때였다. 거의 두 돌이 된 예은이가 구토를 하기 시작했다. 나는 의료원에 아기를 입원시켰다. 미국에 있는 동안 아이를 보지 못하다가 오랜 만에 아기를 보고 깜짝 놀랐다. 식단표에 의한 칼로리가 예은이를 너무 뚱뚱하게 만들었기 때문이다. 호흡곤란이 올 정도였다. 정맥주사를 놓기 위해 혈관을 찾는 것도 쉽지 않았다. 예은이를 보면서 아이마다 체질과 운동량에 따라 칼로리와 단백질 계산을 다르게 해야겠다는 교훈을 얻었다.

예은이는 루신이 633으로 정상의 6배가 증가했으며 소변에서는 대량의 케톤, 뇌부종을 유발하는 알파케토산, 아미노 카프로익산이 대량으로 배출되었다. 다행히 4일간 입원하면서 대사 상태가 좋아졌다.

예은이가 30개월이 되었을 때, 발달 검사를 시행하였다. 손잡이를 잡고 계단을 오를 수 있었고 손가락으로 상대방을 가리킬 수 있으며 단어를 3~4개 이상 연결하여 문장으로 말을 할 수 있었다. 하지만 발음은 약간 부정확했다. 눈과 손의 협력 능력도 좋아 간단한 블록 조립도 잘하였고, 도형 분별도 잘했다. 그런데 예은이에게 줄을 그리고 동그라미를 그리라고 시켰더니 형체를 알아볼 수 없는 선만 자꾸 그렸다.

2003년은 다행히도 입원 치료 없이 무난히 잘 지나갔다. 2004년, 예은이는 4살이 되었다. 자기 이름을 또렷이 잘 쓸 수 있었고 펜으로 꽃도 그릴 수 있었다. 양 갈래로 머리를 묶은 예은이는 살이 통통하고 키가 큰 편이었다. 가끔 전화가 와서 아이가 아프다고 하면 가까운 병원의 의사 선생님과 통화를 해서 응급으로 수액을 맞을 수 있도록 하였다. 그리고 아플 때마다 단백질을 제한했다가 다시 먹였다.

2005년 1월 24일 새벽 3시 30분, 5살이 된 예은이가 구토가 심해서 우리 병원에서 입원을 했다. 의식은 명료했지만 입술은 립스틱을 바른 것처럼 붉게 변하고 입 점막이 말라 있었다. 병원에 오기 이틀 전부터 아이 상태가 안 좋아서 예은이 아빠는 아이에게 단백질 제한을 하면서 특수분유만 먹였다고 했다. 다행히 루신이 202로 심하게 높지는 않았으나 소변으로 알파케토산과 뇌부종을 일으키는 독성물질인 아미노 카프로익산이 소변으로 배출되었다. 유치원에 다니는 아이들은 감염에 취약하다. 예은이도 예외는 아니어서 마이코플라스마 폐렴균에 감염되었던 것이다. 4일간 입원 후 마이코플라스마에 대한 처방을 받고 퇴원하였다.

2005년도 비교적 큰 걱정 없이 잘 넘어갔다. 2006년, 이제 예은이가 학교를 다니기 시작했다. 부모 모두 교사이기 때문에 예은이는 엄마가 근무하는 학교에 다니게 되었다. 엄마가 담임을 맡을 수 있어서 비교적 대사적으로 안정 상태가 잘 유지되었다. 그런데 8월 23일, 예은이 아빠가 보내준 혈액 분석 결과 뇌부종을 일으킬 수 있는 루신 수치가 876으로 나왔다.

급한 마음에 예은이 아빠와 통화를 했으나 그다지 걱정을 하지 않는 눈치였다. 예은이 아빠는 반의사가 되어 아이 상태가 나빠지면 일반 단백질을 중단하고 특수분유만 먹이다가 다시 단백질을 먹이겠다고 했다. 9월17일, 예은이 아빠는 혈액을 보내 아미노산 검사를 의뢰했다. 루신이 154로 정상이어서 모두 마음을 놓았다.

또 한 해가 지났다. 2007년 1월 3일, 예은이가 밥을 먹지 못하고 아파서 아미노산 검사를 했더니 루신이 정상의 10배인 641이나 되었다. 가까운 병원에서 감기에 대한 치료를 받았으나 증세가 좋지 않아 3일 후에 다시 아미노산 검사를 의뢰했으나 전혀 나아지지 않고 641로 나왔다. 가까운 병원에서 포도당 수액을 맞히고 예은이 아빠는 다시 자기만

의 루신 제한 식이요법을 시행했다. 1월 20일, 루신이 129로 정상으로
돌아왔다.

이제 웬만한 증세는 예은이 아빠가 판단을 하였다. 대부분의 의사들
은 대사질환에 대한 경험이 없어 환자의 응급상황에 대한 대처가 부족
하다. 큰 병원으로 가라는 말만 듣지 않아도 대사질환 부모들은 다행이
라고 생각하게 된다. 예은이는 이제 대사 상태가 나빠져도 배꼽 주위 피
부가 헐거나 아픈 일이 없어졌다.

2007년 6월 9일, 오랜 만에 예은이가 병원을 찾았다. 양쪽 부비동염
증과 마이코플라스마 감염 양성 소견이 있으면서 루신은 752로 올라가
고 소변에 알파케토산과 알파아미노카프로익산이 소량 증가했다. 이번
에도 마찬가지로 예은이 아빠는 일반분유를 중단하고 특수분유를 먹이
면서 아이의 상태가 호전되기를 기다렸다. 예은이의 키는 124cm로 부
쩍 자라 있었다.

예은이는 2008년에 혈액 검사를 한 번밖에 하지 않았다. 루신 수치가
569, 일시적으로 높아졌으나 큰 탈 없이 학교를 잘 다녔고 성적도 비교
적 좋은 편이었다. 2009년 2월 16일, 루신이 620까지 올라갔으나 자가
식이요법으로 잘 조절하였고 다음 달 시행한 아미노산은 163으로 정상
을 찾아 잘 유지되고 있었다. 2009년 7월 25일, 갑자기 온 몸에 반점이
생기고 힘이 없어 축 늘어진 모습이 많이 아파 보였다. 눈은 충혈되었고
입에서는 세균 감염으로 구취가 났으며 목의 편도선이 커지고 목 주위
로 멍울이 만져졌다. 소변과 귀에서는 단풍당뇨병의 특징인 설탕 탄 냄
새가 강하게 났다.

아이의 상태가 심상치 않아 즉시 고농도의 포도당 수액을 투여하여
먹지 않아도 칼로리가 부족하지 않도록 치료했다. 시간이 지날수록 예

은이는 먹지도 않고 잠만 잤다. 뇌부종과 산증이 의심되었다. 검사를 해보니 예상대로 루신이 912로 투석이 필요할 정도의 수치로 올라가 있었고 단풍당뇨병 독성 물질인 알파케토산이 소변에 심각할 정도로 강하게 나왔다. 그나마 예은이 아빠가 시행한 응급처치 덕분에 케톤은 음성이었다. 투석을 해야 하는 상황이었다.

투석을 하려면 서울로 가야 하기 때문에 마음이 불안했다. 응급처치 후 즉시 시행된 아미노산 검사는 다행히 루신이 912에서 몇 시간 만에 836으로 내리기 시작했고, 그 다음날 665로 계속 떨어지고 있어 마음을 놓았으나 예은이의 눈은 그때까지 붉게 충혈되어 있었다. 희망을 가지고 8월 1일 다시 측정한 루신은 831로 다시 높아져 있었다. 예은이는 전혀 잠을 자지 못했다. 루신이 높아지면 뇌부종과 두통이 오며 결국은 의식의 변화, 경련, 혼수상태로 빠지기 때문에 응급투석이 필요한 상태였다. 예은이 아빠에게 투석 가능성에 대해 설명했다. 10% 포도당 수액으로 칼로리를 보충하고 뇌압에 대한 치료를 병행하면서 특수분유의 양을 조절하여 루신이 떨어지기를 손꼽아 기다렸다.

더불어 감염이 있을 경우 단풍당뇨증의 대사 상태가 악화될 수 있기 때문에 목의 포도상구균 감염에 대한 페니실린 주사 치료를 했다. 다음날의 아미노산 분석 결과 다행히 루신이 286으로 떨어져 있어서 안도할 수 있었다. 투석을 하기 위해 서울로 가지 않아도 되었다. 예은이는 다시 집으로 돌아갔다. 그 후 4개월 동안 아무 연락이 없어서 예은이가 잘 지내고 있나 보다 했다. 그런데 먹는 것마다 토해서 12월 20일에 입원을 했다. 물까지 토했기 때문에 특수분유를 먹이기도 힘들었다. 대사질환 아이들의 경우 특수분유를 3일 이상 먹지 못하게 되면 체단백질 분해가 일어나 갑자기 대사 상태가 악화되기 때문에 어느 때보다도 신경이 쓰이고 불안했다.

예은이는 토하기만 하는 것이 아니고 심한 복통까지 호소하고 입에서 심한 냄새가 났다. 편도선이 빨갛게 부풀고 임파절이 만져졌다. 혀가 처음에는 하얗게 덮이더니 얼마 되지 않아 오톨도톨 딸기 모양이 되었다. 더 일찍 데리고 왔더라면 하는 마음에 안타까웠다. 늘 그렇듯이 아마도 예은이 아빠가 집에서 응급조치를 취했으나 더 심해져서 데려온 것 같았다.

예상대로 루신이 837이었으나 그 다음날은 루신이 1048로 예은이 생애 가장 높게 나타났다. 이 수치는 뇌부종을 일으켜 생명을 위협하는 상황으로 응급 투석 치료를 해야 했다. 일단 고농도 포도당 정맥 수액과 TPN 가루(대사가 되지 않는 세 가지 아미노산을 제외한 20여 가지의 아미노산 가루)를 경구 투여하면서 수액으로 1650칼로리 정도를 유지하려고 시도를 했으나 식욕이 살아나지 않으면서 복통이 지속되었다.

구토억제제와 진통제를 투여하고 위로 튜브를 삽입했다. 미국처럼 단풍당뇨증 환자를 위한 특수 TPN 주사가 없기 때문이다. 튜브를 통해 특수분유를 소량씩 지속적으로 투여하고 주사로는 대사 독성물질인 루신이 세포 속으로 유도될 수 있도록 인슐린을 수액에 섞어 혈당을 재어가며 투여했다. 위급한 상황이기 때문에 밤새 예은이 곁을 지키며 '예은아 죽으면 안 돼, 죽으면 안 돼' 하고 마음 속으로 빌었다.

크리스마스 날, 다행히 루신은 840으로 내려갔다. 그야말로 크리스마스 선물이었다. 예은이는 복통이 없어지자 평안하게 잠을 잤다. 튜브로 투여되는 특수분유의 양도 조금씩 늘렸다. 위험한 상황이 지나갔다는 생각을 하자 갑자기 긴장이 풀리며 당직실까지 걸어가기도 힘들었다. 예은이는 루신이 397로 내려가자 음식을 먹고 싶어 했다. 그러자 혈액 아미노산 수치가 정상으로 되기도 전에 예은이 아빠가 집에 일이 있다며 퇴원을 서둘렀다. 조금 더 지켜볼 필요가 있었지만 위급한 상태만 벗어나면 마음을 놓고 퇴원하려는 부모들이 이렇게 흔하다.

그러다가 다급한 상황이 되어서야 병원을 찾곤 하는데, 아프기 전에 미리 대사 상태를 손가락 끝에서 채취한 건조 혈액 여지로 감시검사(모니터링)를 하자는 나의 제안이 단풍당뇨 환아 가족들에게 받아들여졌다. 갑자기 대사 상태가 악화되어 뇌부종을 일으켜 뇌손상을 받는 일이 없도록 하기 위함이었다.

단풍당뇨병 환우 지혜의 아버지가 보내준 후원금으로 의료용 칼인 랜싯과 혈액 여지를 구입하여 단풍당뇨 환자의 부모들에게 보냈다. 2010년부터 부모들이 집에서 직접 채혈을 하여 건조 혈액 여지를 만들고 여과지를 소변에 담가 건조시킨 시료를 보내주면 그걸 가지고 검사를 시행할 수 있었다. 결과를 보면서 식이요법 조절에 사용하고 대사질환으로 인한 독성 노출 여부도 판단할 수 있었다. 이 방법은 미국 단풍당뇨질환의 전문가인 닥터 홈스 몰튼이 처음 낸 아이디어였다. 한국에서는 내가 처음으로 응용했다.

다행히 예은이는 일 년 동안 비교적 루신이 정상 범위를 유지하였고 두 번 정도 400이 넘었다. 예은이는 어느새 사춘기를 맞게 되었다. 예은이가 11살 때 생리를 시작하면서 매달 시행되는 검사에서 대부분의 루신이 두 번을 제외하고는 계속 400이 넘었다. 그리고 소변으로 뇌부종을 일으키는 알파케토산이 지속적으로 배출되었으나 대사 위기를 나타내는 케톤은 음성이었다. 예은이 아빠도 예은이의 생리와 대사질환과 관계가 있다고 생각할 정도였다. 생리 동안에는 대사 위기로 생각해야 하며 하루에 필요한 칼로리는 맞추면서 루신 제한 식이를 병행해야 대사질환으로 인한 합병증을 예방할 수 있다.

2011년 6월 25일, 서산에서 열리는 후배의 소아과 개원식에서 예은이를 만났다. 몸은 말라 있었고 손과 입술의 색깔이 창백했다. 말을 하고 걸어 다니는 데에는 무리가 없어보였지만 피곤해 보였고, 편도선염이 의심되는 구취가 났다. 분명 대사 위기 상태였다. 개원 준비로 바쁜 후배에게 부탁하여 그 자리에서 얼른 포도당 수액을 투여해 위험도를 떨어뜨렸다. 그리고 다음날 병원에 입원시켰다. 진료를 해보니 목에 용혈성 연쇄상구균 세균감염이 있었으며 루신은 473으로 올라가 있었다. 단풍당뇨와 관련된 아미노산을 제외한 특수아미노산 가루인 TPN 가루와 포도당 정맥 수액과 특수분유를 투여하여 3일 만에 루신이 149로 떨어졌다. 그런데 수액 맞은 부위에서 수액이 새면서 정맥염으로 고생을 했지만 예은이는 잘 참아주었다.

입원 동안에 키를 측정하니 152cm로 또래보다 약간 컸으나 체중은 38kg으로 또래보다 훨씬 덜 나갔다. 그때 예은이의 나이는 11세였는데 뼈의 나이는 13세로 골 성장이 앞서가고 있어 성조숙증이 관찰되었다. 예은이는 점점 자라고 있는데 정부에서 지원되는 특수분유의 양은 똑같아서 하루에 필요한 에너지가 충당이 되지 않은 상태였다. 에너지가 부족한 상태에서 생리 시엔 더 많은 칼로리가 필요하고 단백질은 제한해야 하는 상황인데 이런 문제가 전혀 해결되지 않고 있었다. 궁여지책으로 한국산 단풍당뇨 특수분유와 미국 로스 회사에서 지원해주는 영아용 특수분유를 혼합해서 에너지를 보충했다.

예은이는 입원 후 루신은 다시 정상으로 돌아왔으며 소변 유기산에도 뇌부종을 일으키는 알파케토산은 배출되지 않았다. 예은이의 성장에 맞춘 식이요법이 필요했다. 아이가 생리할 때, 감기에 걸렸을 때, 아플 때 등에 따라 식이요법을 어떻게 달리 해야 하는지에 대해 예은이 부모에게 알려 주었다.

예은이가 커가면서 그만큼 환경의 변화도 많아졌다. 그래서 주의할 부분도 많고 풀어나가야 할 문제들도 많다. 그렇지만 집이 멀어 예은이는 병원에 자주 올 수가 없었다. 다행히 매월 보내주는 혈액 여지로 예은이의 대사 상황을 확인할 수 있었다. 여전히 충분하지 못한 특수분유 지원이 문제이다. 예은이에게 TPN 아미노산 가루라도 충분히 만들어서 보내야 하는데, 필요한 아미노산 가루는 20여 가지가 넘고 그것을 모두 구입하기에는 비용도 많이 들고 실제 소모량도 매우 적다. 다행히 금년부터 매일분유 회사로부터 아미노산 가루를 얻어 TPN용 아미노산 캡슐을 만들며 맛이 좋지 않았던 문제도 해결했다. 이런 문제들이 머지않아 해결될 날이 올 거라고 믿는다.

메틸말론산혈증으로 고통 받는
한길이와 한국이 형제

1997년, 한길이는 27살의 어머니와 해군 출신 아버지 사이에서 태어났다. 한길이 앞에 생겼던 아이는 유산이 되었고, 한길이는 전치 태반에 출혈의 위험이 있었는데 양수가 일찍 터져 36주 만에 제왕절개로 태어났다. 호흡곤란과 구토증세로 중환자실에서 1개월간 입원을 하였으나 전혀 호전이 되지 않아 서울의 S대학병원으로 이송되었다. 그곳 중환자실에서도 병명이 밝혀지지 않은 채 입원해 있었으며 날이 갈수록 상태가 나빠졌다. 입원 이주일이 지나서야 H대학병원의 교수님께 소변 유기산 검사가 의뢰되어 처음으로 '메틸말론산혈증'이라는 진단을 받게 되었다.

이 병을 치료하기 위해서는 대사질환에 맞는 특수분유가 필요하지만 그 당시 우리나라에서는 구할 수가 없었다. 정맥 수액으로 생명을 유지하며 중환자실에서 1개월을 버티는 동안, 특수분유를 구하기 위해 여러 곳을 수소문했다. 생후 2개월이 되었을 때서야 '시밀락'이라는 일반분유와 '프로피오맥스'라는 특수분유를 미국 에보트사로부터 간신히 구하게 되었다. 일반분유와 특수분유를 어떻게 배합하는지에 대한 기본 매뉴얼도 함께 제공받았다.

　한길이는 수액을 맞으면 바로 상태가 좋아져 퇴원했다가 며칠 만에 다시 나빠져 입원을 하는 일이 반복되었다. 생각 끝에 수원에 있는 A대학교 교수님께 자문을 구해 아이의 치료를 전과 다르게 진행할 수 있었다. 그런데 그 교수님이 영영 미국으로 떠나게 되어 더 이상 도움을 받을 수가 없었다.

　하루는 아이 부모가 A대학병원 담당 주치의 몰래 아기를 나에게 데리고 왔다. 아이는 거의 쇼크 상태였다. 상태가 너무 나쁘니 치료받던 병원에서 아이를 포기하라고 설득했던 것 같다. 부모 입장에선 그대로 있을 수가 없어 부랴부랴 나를 찾아온 것이다. 아이는 그 동안 잘 먹지 못해 심각할 정도의 영양 불균형 상태였다. 더욱이 A병원과의 퇴원 처리가 안 된 상태였고 정맥주사 확보가 되지 않아, 아이 엄마에게 특수분유와 일반분유의 양만 조절시켜서 다시 A병원으로 돌려보냈다. 얼마 후 다행히 그곳에서 한길이의 상태가 호전되어 퇴원할 수 있었다.

　한길이가 태어난 지 15개월 후에 동생 한국이가 마산에 있는 병원에서 태어났다. 한국이도 한길이처럼 전치태반이 있어 37주에 제왕절개로 태어났다. 체중은 2.5kg이었고, 태어난 지 12시간 만에 호흡곤란 증세를 보여 신생아 중환자실에 입원하였다.

　한국이의 소변과 혈액을 검사해 보니 한길이와 같은 대사질환이었다. 한길이 엄마는 첫 아이 때문에 유전성대사질환에 대해 일반 의사를 능가할 정도의 경험과 지식이 있어 한국이에게 특수분유를 먹였다. 특수분유를 먹인 후 한국이 상태는 빠른 속도로 회복되어 잘 자랐다. 한길이를 통해 얻은 의학정보는 한국이를 돌보는 데에 유용하게 쓰였다. 한

길이는 우유병을 물고 자는 습관 때문에 치아에 문제가 있었는데, 그걸 기억하고 있던 아이 엄마는 한국이에게 우유병 대신 컵을 사용하는 습관을 일찍 들였다. 그러자 빨고 싶은 욕구로 인해 한국이는 스트레스를 받았다. 날이 갈수록 식욕이 떨어져 특수분유를 충분히 먹이기가 힘들었다. 그럼에도 아이 엄마는 단호하게 컵으로 먹이기만 고집했기 때문에 한국이의 성장은 순조롭지 않았다.

그러다 한길이가 6살, 한국이가 5살 때부터 대사질환 치료를 위해 본격적으로 우리 병원에 드나들기 시작했다. 청주에 처음 내려왔을 때 형제 모두 나이에 비해 성장이 부진했고 발달도 또래 아이들에 비해 2년 정도 늦었다. 아이 부모에게 아이들을 어떻게 치료해야 하는지, 하루에 필요한 칼로리 계산과 특수분유 타는 요령을 가르쳐 주었다. 형제는 너무 자주 입원을 했기 때문에 수액 주사를 꽂을 만한 혈관 찾기도 어려웠다.

아이들의 암모니아 수치가 올라갈 때마다 '소듐 벤조에이트(벤존산나트륨)' 투여와 관장을 시도하고 특수분유를 먹였다. 일 년의 반은 병원에 입원해야 하는 두 아들 때문에 아이 엄마는 아무 것도 할 수 없었다. 직업군인인 아빠의 월급은 전액 아이들 치료비로 들어갔다. 아이 엄마는 두 아들이 모두 같은 병에 시달리고 있고, 늦게 병을 발견했다는 것에 늘 죄스러워했다. 24시간 두 아이에게 시간과 정성을 쏟으면서 정상적으로 자랄 수 있는 날이 오기를 기다렸다. 재활치료와 아이들의 몸에 좋다는 산삼까지 먹였다. 선천성대사질환 아이들에게 성장호르몬을 투여하면 대사되지 않는 물질들이 성장에 이용이 되어 대사적으로 안정을 유지할 수 있다는 외국 연구가 있다는 S대학병원 교수님의 제안에 따라 성장호르몬 주사도 맞혔다. 하지만 효과는 기대에 미치지 못했다.

한길이와 한국이는 감기가 걸리거나 몸이 다쳤을 때면 응급실을 찾아오곤 하였다. 2007년 겨울 제야의 종소리가 울리기 직전, 아이들 엄마한테서 다급한 목소리로 전화가 왔다. 아이 둘 모두 토하고 힘들어 한다는 거였다. 우리 병원에서는 응급 암모니아 검사가 불가능한 시간이라 청주의료원에 가서 나를 기다리라고 했다. 대전에 있는 아이 엄마는 청주에 갈 상황이 아니라 아이들만 보내니 두 아이를 잘 봐달라고 사정을 했다. 그때 우리집에는 설 명절을 보내기 위해 친척들이 찾아와 한창 이야기꽃을 피우고 있었다. 맏며느리인 나는 가족들에게 미안했지만 어쩔 수가 없었다. 아이 엄마로부터는 대전에서 계속 전화가 걸려오고 있었다.

그날 차는 남편이 갖고 나간 상태였고, 택시도 좀처럼 잡히지 않았다. 콜택시를 불러 겨우 청주의료원 응급실에 도착했다. 응급실에 도착해 보니 한국이 한길이 모두 힘없이 늘어져 있었고, 입술 색깔이 창백하며 입안의 점막은 말라 있었고 약간의 청색증을 띠고 있었다. 아이들을 응급실로 데려온 사람은 아이 엄마의 교회 지인이라고 했다.

일단 정맥 수액을 투여하면서 혈액 암모니아 검사를 시행했다. 다행히 암모니아는 높지 않아 마음이 놓였다. 다시 아이들을 우리 병원으로 데리고 와서 입원을 시킨 후에야 잠을 잘 수 있었다. 그렇게 정신없는 연말을 보냈지만 아이들은 무사히 고비를 넘기고 다음날 음식을 먹을 정도로 회복되었다.

그 후 아이들은 신장 기능이 떨어져 서울에 있는 대학병원에 다니게 되었고 나에게 찾아오는 횟수가 줄어들었다. 하지만 아이들이 아프거나 응급실을 갈 때면 아이 부모는 나에게 전화를 해서 담당의사와 치료 정보를 공유할 수 있게 했다. 한길이는 특수분유를 생각보다 잘 먹었지만 한국이는 특수분유 먹는 것을 싫어했고 형에 비해 더 자주 아팠다. 그 후 한국이는 7살 되던 해에 시력장애가 왔다. 서울에서 받던 성장호르몬 치료도 중단하고 나에게 찾아온 아이들 부모는 안과 전문의와 상담한 내용을 나에게 전하며 어떻게 하면 좋을지를 물었다.

나는 두 아이들 어깨의 피부를 펀치로 약간 떼어 섬유아세포 배양을 시행하여 '메틸말론산혈증'과 관련된 비타민 B12와 '코발라민' 대사 검사를 시행하기 위하여 캐나다 퀘벡에 있는 Dr. 로젠블렛에게 세포를 보냈다. 다행히 코발라민 대사는 모두 정상으로 나왔으며 두 아이 모두 잔여 효소가 낮은 것으로 밝혀졌다. 그 후 한국이는 외래로 찾아오는 횟수가 일 년에 몇 번 되지 않았지만 신장 기능이 지속적으로 나빠지고 있었다. 서울에 있는 큰 병원에 의뢰하여 아이들을 보냈으나 되돌아왔다. 신장이 계속 나빠지는 걸 가만히 보고 있을 수만은 없었다.

미국에 있는 대사질환 전문가들과 상의하여 신장이 더 이상 나빠지지 않도록 약물을 쓰기 시작했더니, 신장 기능이 정상은 아니지만 안정된 상태를 유지하였다. 그러나 아이들의 부모와 나의 온갖 노력에도 불구하고 아이들의 병은 두 아이 모두를 완전하게 키우지 못했다. 한길이는 정신지체장애 2급 판정을 받았고 한국이는 시각장애 1급 판정을 받아 둘 다 장애인이 되었다.

한길이는 성장 상태가 비교적 좋았으나 한국이는 성장이 심각하게 부진했다. 어렸을 때는 한길이와 한국이의 키가 비슷했지만 지금은 차이가 많이 난다. 한국이는 일상생활을 하기가 힘들 정도로 시력이 나빠져 점자로 된 책으로 공부를 해야 했다. 마음대로 먹지도 보지도 못하는 이중 장애 아들과 사는 아이 엄마는 학교와 병원을 오가며 아이의 재활 치료를 위해 동분서주한다.

많은 사람들이 이 아이들에게 희망이 없다고 하지만 부모에게는 아이들과 함께하는 오늘이 중요하다. 병을 완치하려면 콩팥과 간을 이식받아야 하고, 그렇다 하더라도 반드시 성공한다는 확신도 없고, 이식이 성공했을 경우라도 평생 면역억제제를 써야 한다. 그러니 아이들 부모와 나는 선뜻 결정을 내릴 수 없다. 다행히 최근에 불치병이었던 유전질환자들의 치료제가 나오기 시작했다. 아직은 이르지만 희망을 포기하고 싶지 않다.

눈의 수정체가 빠지는
호모시스테인뇨증의 민희

선천성 희귀병 중에 '호모시스테인뇨증(homocysteinuria)'이라는 병이 있다. 이 병은 유황을 포함하는 아미노산인 '시스타티오닌' 합성 효소가 유전적으로 결핍이 되어 '메티오닌'과 '호모시스테인'이라는 아미노산이 체내에 축적되는 병이다. 아미노산 중에서 메티오닌은 정상으로 성장하고 손상된 조직을 재생시키기 위해 성장에 꼭 필요한 아미노산이다. 그러나 '호모시스테인뇨증' 환자에서는 메티오닌이 호모시스테인으로 전환되어 호모시스테인이 다량으로 증가하여 피와 소변으로 배출된다.

이 병은 지속적으로 손과 발이 비정상적으로 길어지고 키가 지속적으로 자라는 것이 '마르팡증후군(Marfan syndrome)'과 비슷하나 호모시스테인뇨증은 정신지체가 동반된다. 이 두 가지 병 모두 '피브릴린'이라는 결체 조직의 이상이 생겨 눈의 수정체가 잘 빠지게 된다. 치료를 하지 않을 경우 정신지체, 골다공증, 혈액이 끈적끈적해서 혈관을 막아 갑자기 심장마비나 중풍이 올 수 있는 선천성대사질환이다.

경기도 광주의 곤지암에서 태어난 민희는 3남매 중 둘째로 비교적 잘 자랐다. 그런데 여섯 살이 되던 해 어느 날 갑자기 머리가 아프다고 호소하다가 기절해 버렸다고 한다. 가까운 의원으로 데려갔었는데 다행히 몇 시간이 지난 후 의식이 돌아왔다고 한다. 의사는 왜 그런지 원인을 알 수가 없으니 서울의 큰 병원으로 가보라고 권유했다. 3일 후에 서울의 H병원으로 가서 정밀검사를 한 결과 호모시스테인뇨증이라는 진단을 받았다. 딸이 희귀질환이라는 말에 민희 부모는 심한 충격을 받았다. 더군다나 마음대로 음식을 먹어서도 안 되고 단백질을 제한해야 한다는 의사의 말에 앞으로 민희를 어떻게 보살필지 앞이 캄캄했다. 그날부터 약을 먹이면서 병원에서 일러주는 대로 저단백쌀과 식단으로 밥을 해주었다.

병원에서는 동생에게도 검사를 해보라고 했지만 민희 엄마는 민희로 인해 너무 놀라고 충격에 사로잡혀 있어서 다른 것에는 관심을 쓸 여유가 없었다고 한다. 그런데 민희가 10살이 되던 해, 민희 부모가 이혼을 하면서 민희 엄마는 아이 셋을 혼자 감당하게 되었다. 그러다 보니 병원에 가는 것조차 경제적으로 부담이 되었고 직장에 다니느라 시간도 여의치를 않았다. 민희가 치료를 제대로 받을 수 없게 된 것이다. 그 즈음 민희 동생 민준이가 급격히 시력이 나빠지기 시작했다. 안과에 가서 진찰을 해보았더니 '고도근시'라는 진단을 받았다. 그래서 안경을 맞춰 주었다고 한다. 그런데 이상한 건 정상적으로 잘 자라던 민준이가 점점 산만해지면서 집중력이 떨어졌다는 것이다. 또래 아이들에 비해 발달이 늦은 데다가 누나인 민희처럼 키가 빨리 자랐다. 평균치 이상으로 성장속도가 빨라서인지 네 살 때 어깨의 뼈가 탈골되는 일도 있었고, 일곱 살이 되었을 때는 사소한 충격으로 팔목 뼈가 탈골되기도 하였다. 그리고 대체적으로 정상적이었던 운동 능력과 달리 학습장애가 있었다. 그제야 민희 엄마는 민준이도 치료가 필요하다는 걸 알았다.

충남에 있는 한 대학병원에서 치료를 받던 두 아이는 담당의사의 권유로 2002년 7월에 청주에 있는 우리 병원으로 오게 되었다. 당시 민준이는 8살이었는데 키가 다른 아이들에 비해 훤칠하게 큰 편이었다. 미리 연락을 받았기 때문에 오자마자 바로 정밀검사를 시행하였다. 검사 결과 민준이도 누나처럼 '호모시스테인뇨증'이었다. 다행히 3남매 중 맏이인 큰딸은 대사질환이 없었고, 민희 엄마도 검사를 해보니 정상이었다.

민준이까지 민희와 같은 병이라는 말을 듣자 민희 엄마는 잠도 못 이루고 밥도 못 먹을 정도로 낙담하며 괴로워했다. 혼자서 아이 셋을 키우는 일도 어려운데 희귀질환에 걸린 아이가 둘이나 되니 현실이 너무 냉혹하고 잔인하다는 생각이 들었다. 당장 음식 관리부터 해줘야 하는 상황이었다. 대사질환 장애로 고단백 음식은 금하고 있기 때문에 먹일 수 있는 음식들은 무말랭이, 배추김치, 깍두기, 시래기 된장국, 감자국, 느타리버섯, 도토리묵, 콩나물무침, 미역무침, 양배추샐러드 등 주로 식물성이었다. 몇 달에 한 번씩 두부 부침을 한 조각씩 먹이거나 계란 부침을 먹였으며 동태찌개나 참치 통조림, 우유는 먹이지 않아야 하지만 아이들이 먹고 싶어서 심하게 보챌 때에는 매우 적은 양을 조심스럽게 먹였다. 요구르트에 있는 안소량의 단백질조차 신경을 썼다.

2000년도 초반이던 그 당시 우리나라에서는 대사질환 환자를 위한 특수분유는 신생아에게만 지원되고 있었고 그마저도 호모시스테인뇨증 환자들에게는 지원이 되질 않았다. 나는 외국에 나갈 때마다 호모시스테인을 메티오닌으로 바꿔주는 '시스타딘'이라는 약물과 비타민B6, 비타민B12와 엽산을 구해서 민희 남매에게 섞어 투여했다. 그런데 당시 형편이 어려웠던 민희 엄마에게 약값을 달라고 할 수가 없었다. 그걸 안 민희 엄마는 미안한 마음이 들어서인지 병원에 오는 걸 부담스러워했다.

그러다 민희가 12살 되었을 때, 눈의 수정체가 빠져 버려 어쩔 수 없이 충남대학교병원에서 수정체를 제거한 후 인공 수정체로 교체하는 수술을 받았다. 민희는 인공 수정체로 교체한 후 도수가 높은 안경을 쓰지 않아도 잘 보인다면서 몹시 좋아했다. 그런데 아이들은 내가 외국에 출장을 갈 때마다 애써 사다주는 약을 잘 챙겨 먹지 않았다. 물론 아이들 엄마가 돈을 벌러 다니느라 바빠서 일일이 애들을 챙기지 못하는 게 가장 큰 원인이었다. 민희 엄마는 공주에서 청주까지 아이들을 데리고 오가는 게 어렵다 보니 병원에 오는 횟수도 점점 줄었다. 그러더니 언젠가부터 더 이상 오지 않았다. 아이들 상태가 걱정되어 전화를 했더니 전화번호도 바뀌어 연락이 되질 않았다.

아이들이 치료를 계속 받지 않으면 합병증이 오고 힘든 일도 많고 정신지체도 심해질 게 분명하므로 아이들 걱정이 되었다. 그리고 3년이 지났다. 2005년, 소식이 끊겼던 아이 엄마가 아이들을 데리고 다시 찾아왔다. 그 동안 경제적으로도 어려웠지만 유전병이라는 말에 치료를 받으면 뭐하나 싶어서 병원에 오지 않았다고 했다. 그런데 아이들의 전신에 변형이 오자 다시 온 것이다.

그새 민준이는 몰라볼 정도로 키가 자라 있었으며 멀쩡하던 가슴은 새가슴처럼 흉곽에 기형이 생겼다. 안구 수정체는 흔들리긴 했지만 아직 빠지지는 않았고 시력은 더 심하게 나빠졌다. 몇 년 사이에 제도가 바뀌어 특수분유도 무료로 지원되고 희귀질환 지원제도가 있어서 개인이 일일이 외국에서 약을 사오지 않아도 된다고 설명해주었다. 그런데 아이들은 치료 시기를 많이 놓쳤기 때문에 정확하게 대사조절을 할 수가 없게 되었다. 어느 정도 저단백식품을 먹이더라도 호모시스테인을 메티오닌으로 전환시키는 시스타딘이라는 약을 투여하여 독성물질을 줄여주는 치료를 다시 시작했다. 두 아이에게 들어가는 약값은 비쌌지만 다행히 정부 지원을 받을 수 있어서 내 마음이 한결 가벼웠다.

아이들은 꾸준히 치료를 받아 잘 자라주었고 어느새 고등학교를 졸업하게 되었다. 민희는 헤어디자이너가 되기 위해 학원을 다녔고 민준이는 실업계 고등학교 원예과를 졸업하여 물건을 포장하는 회사에 취업했다. 그런데 생활이 바쁘다 보니 무료로 지원해주는 약도 먹지 않고 특수분유도 먹지 않아 정부에 지원되는 분유는 계속 쌓여만 갔다.

병원에 오지 않는 민희와 민준이가 궁금하여 전화를 했더니 아이들이 충남대학교병원 중환자실에 입원해 있다고 했다. 2012년 8월에 민희가 미용실에서 일을 하다가 왼손에 마비가 왔다는 것이다. 손을 마음대로 쓸 수가 없었고 가위질은 더욱 어려웠다. 안면마비가 와서 입에서 침이 줄줄 흐르고 머리가 터질 것처럼 아파서 하던 일을 멈추고 택시를 타고 집으로 돌아왔지만 나중에는 자기가 택시를 탄 사실조차 기억해내지 못했다. 한 쪽 눈도 보이지 않아서 손을 잡으라고 하면 엉뚱한 쪽으로 손을 내밀었다. 말도 어눌해졌고 매일 사용하던 휴대폰 사용법도 깡그리 잊어버렸다.

담당의사에게 전화를 해서 민희의 병을 설명해주면서 국내에서 구할 수 없는 치료약을 내가 가지고 있으니 민희 엄마를 나에게 보내면 약을 주겠다고 말했다. 그랬더니 민희 엄마가 와서 약을 받아갔다. 아이들은 다행히 이틀 후 중환자실에서 나와 일반 병실로 옮길 수 있었고 15일 만에 퇴원하여 다시 외래 진료를 받게 되었다.

그 후 무슨 이유인지 치료약이 떨어졌는데도 병원에 오지 않아 걱정스런 마음에 전화를 해 보았더니 약이 떨어진 지 한참 되었다고 했다. 그런데 아이 둘 다 단순노동을 하는 곳에서 하루 12시간씩 근무를 하기 때문에 시간을 내어 병원에 오는 것이 쉽지 않다고 했다. 치료를 중단하면 아이들의 상태가 더 나빠질 텐데도 당장의 돈벌이를 시키는 데에만 관심을 갖는 아이들 엄마가 답답했다. 어떤 병은 치료약 자체를 구할 수 없어서 더 절망적인데 이 아이들은 치료약도 있고 특수분유도 정부에서 무료로 지원해주는데도 보호자의 관리 소홀로 약을 먹지 못하고 있으니 안타깝고 속상하다. 늘 느끼는 거지만 유전질환을 치료하고 극복하기 위해서는 환자의 의지도 중요하지만 보호자의 적극적인 협조와 노력이 더 중요한 것 같다.

갈락토스혈증으로
백내장까지 온 희성이

희성이는 26살 엄마에게 첫 아들로 임신 36주차인 2008년 1월 7일에 태어났다. 태어났을 때 몸무게는 2,690g이었고 모유와 분유를 섞어서 먹였다. 아기는 유난히 피부가 희고 고왔으며, 황달 이외에는 특별한 이상이 있어 보이지는 않지만 유난히 땀이 많이 났다. 가족 중에 시각장애 가족력은 있어도 시각장애가 선천성대사질환과 관련된다는 연구는 아직 없었다. 신생아 스크리닝 검사는 태어난 청주의 한 병원에서 이루어져 검체는 서울 SCL로 보내졌고, 검사 결과 갈락토스 수치가 높아서 다시 재검을 해야 한다는 통보를 받았다.

정상인은 갈락토스가 8 이하이지만 희성이는 45가 넘어서 갈락토스 효소 검사가 필요하다는 내용이 들어 있었다. 두 번째 검사에서도 여전히 갈락토스가 높다고 나오자 출산한 개인 산부인과에서 큰 병원을 권유하였다. 집이 증평이었던 아기 엄마는 1월 23일에 S병원으로 아기를 옮겼다. 그곳에서 간기능 검사와 갑상선 검사가 시행되었지만 모두 정상이었다. 그러나 S병원에서도 더 큰 병원으로 가서 정밀검사를 받아보라고 권하였다. 다시 SS병원으로 가서 예약하고 재검을 하는 동안 아기는 태어난 지 한 달이 지나고 있었다.

신생아는 갓 태어나서 모유나 분유를 먹고 자란다. 모유와 분유에는 유당이 들어 있으며 이 유당이 효소에 의해 갈락토스와 포도당으로 분해된다. 갈락토스로 분해된 후에 이것이 에너지원으로 이용되어 신생아가 성장한다. 정상 상태에서 갈락토스는 몸 속에서 포도당으로 대사되며 각 대사 단계에는 특정한 효소가 있어 분해가 되는데 대사경로 중 어느 단계에 효소가 결손이 되었는가에 따라 쌓이는 대사물질이 다르고, 임상 증세도 그에 따라 다양하게 나타나며 증세가 거의 없거나 바로 황달이나 간 이상으로 나타날 수 있다. 갈락토스혈증은 조기 진단과 치료가 되지 않을 경우 눈에 백내장, 간질환과 정신박약이 일어날 수 있다.

2월 15일, 아기는 5주 만에 김숙자소아·청소년병원으로 오게 되었다. 도착했을 때 아기의 배는 빵빵하고 간이 커져서 오른쪽 갈비뼈 아래에서 촉진되었다. 바로 시행된 소변 환원당 검사에서 양성이 나와 즉시 분유와 모유를 중단하고 확진 검사를 응급으로 시행했다. 소변으로 많은 양의 대사물이 나와 병이 있는 것과 없는 것의 색깔로 비교할 수 있었다. 많은 사람들이 선천성대사질환 검사는 일시적일 가능성이 많다고 해서 혹시 하고 기대를 했지만 소변에 대사물이 진하게 나오는 것을 보고 효소 검사에 들어갔다.

그 다음날 확진 검사가 나와 '갈락토스혈증' 제2형으로 판명되었다. 곧 바로 갈락토스혈증이라는 희귀질환으로 등록하여 특수분유 지원을 받을 수 있도록 하였다. 또한 복부초음파로 간의 크기, 간 문맥 이상, 심장 에코 검사를 시행하여 대사질환이 아니면서 선천적으로 비정상 혈관 연결로 인한 갈락토스가 증가하는 경우를 확인했다. 비정상 혈관이

나 선천성 심장병은 전혀 없었다. 다시 시행한 정밀검사에서 총 갈락토스가 정상의 10배가 넘었고, 콩 분유로 변경 후 갈락토스는 그 다음날 즉시 떨어져 정상을 유지했다. 다행히 간기능 검사는 AST/ALT가 33/41로 정상이었다. 식이제한을 하기 전 소변 아미노산 분석 결과 거의 대부분의 아미노산이 재흡수되지 않고 소변으로 배출되는 소견이 관찰되었다. 갈락토스혈증을 가진 환아에서는 대사가 되지 않는 갈락토스가 갈락티톨이라는 침전물이 눈의 수정체에 축적되어 백내장이 생겨 시력에 장애를 유발시킨다. 식이요법 이후, 희성이의 갈락티톨 수치는 8.58로 정상을 유지했다. 또한 철저한 식이요법으로 갈락토스는 2~3 정도로 유지할 수 있었다.

3월 20일에 다시 한 번 혈액을 뽑아 적혈구를 세척한 후 동결시킨 다음 미국 Emory대학으로 검사를 의뢰하여 4월 1일 결과를 받았다. 검사 결과는 Galactokinase 0.17(정상 0.92~4.40)으로 효소가 아주 낮고 갈락토스혈증 제2형으로 확진되었다. 태어난 지 100일이 지나 희성이를 안과 의사에게 보내어 눈 검사를 시켰다. 100일이라고 좋아하던 가족들은 아이 눈에 백내장이 왔다는 소식에 마치 초상집 같았다. 화가 난 희성이 할아버지는 희성이가 태어난 산부인과에 달려가 아기의 선천대사 검사 결과가 지연되는 동안 백내장이 와서 눈을 볼 수가 없다는 소식에 한바탕 항의 소동이 벌어졌다. 산부인과에서는 희성이에게 콩 분유를 먹을 수 있도록 경제적인 지원을 해주겠다고 했다. 희성이 엄마는 매일 콩 분유를 희성이에게 먹이면서 모유를 먹일 수 없어 안타까워했다. 희성이는 태어난 지 6개월이 지나면서 낯을 가리기 시작했다. 엄마인지 아닌지 자세히 쳐다보면서 울었다. 8월 13일에 안과에서 다시 검사를 받았다. 다행히 백내장이 조금 좋아졌다는 말에 엄마와 나 그리고 가족 모두 좋아했다.

희성이는 유난히 땀이 많이 나면서 살과 살이 접히는 부분과 목 주위에는 땀띠가 많이 났다. 기저귀가 닿는 부분 주위에도 빨갛게 무르고 발진이 생겼다. 시원하게 해야 된다는 이야기를 듣고 아기 포대기를 덜 덮는다고 하지만 아기는 다른 사람과 달리 땀이 많이 나서 몸과 포대기까지 촉촉하게 젖었다. 감기 걸릴까봐 싸고 또 싸면 아기는 소변량이 줄고 진해질 정도로 몸에 물이 부족했다. 11월 12일, 태어난 지 10개월이 되었을 때 희성이는 입이 마르고 먹는 대로 토하고 있었다. 케톤이 2-3+, 혈당은 61로 떨어지고 이번에는 간기능이 정상의 2배로 올라갔다. 이제 낯을 가리고 주사를 맞으면서 많이도 울었다. 소변 유기산 검사 상 먹지 못해서 다량의 케톤이 배출되었으며 지방분해 대사물이 함께 증가했다. 수액을 주입하고 탈수를 조절하면서 위를 진정시켰다. 왼쪽 귀에 고막이 부풀어 올랐고 고름이 찼다. 중이염과 로타바이러스 장염이 동시에 걸린 것이었다. 입원을 해서 금식한 상태로 하루 저녁을 보냈다. 귀의 통증이 가라앉았고 대변은 묽게 나왔다. 16일엔 갑자기 설사를 하더니 온 몸에 반점이 생겨 엄마는 더 불안해하였다. 돌발진이라는 바이러스 병이 걸린 데다 대변검사 상 로타바이러스까지 양성이었다.

2009년 2월, 돌이 지나 13개월이 되었다. 그 동안 태어나서 분유를 먹이지 않고 콩 분유로 먹여서 희성이의 음식에 대한 걱정은 하지 않았으나, 돌이 지나면서 다른 음식에 대해 관심을 가지기 시작하였다. 갈락토스혈증은 단순히 우유만 제한하면 된다고 생각할 수 있지만 모든 유제품엔 당연히 제한해야 하고 더욱 희성이 엄마를 놀라게 한 것은 바나나, 사과, 망고, 블루베리, 복숭아, 파인애플, 딸기, 구아바, 강낭콩, 토마토, 배, 당근에도 어느 정도에 갈락토스가 들어 있어 제한해야 한다는 소식이었다. 마음 놓고 먹지 못하는 게 이렇게 많으니 도대체 무엇을 먹여야 하냐면서 희성이 엄마는 탄식했다. 더욱이 포도, 구아바, 레몬, 멜론, 파파야, 감, 자두, 귤, 수박은 희성이가 아예 먹지 말아야 하는 음식에 속한다. 과일은 당연히 단백질도 없고 우유도 아니니 걱정을 안 했었는데 마음 놓고 먹을 수 있는 것은 고기, 생선과 아몬드, 땅콩, 호두 등 견과류와 쌀, 보리 옥수수, 귀리 등 곡식과 스파게티뿐이었다. 더 걱정인 것은 알약을 만들 때 사용하는 젖산은 희성이에게 갈락토스를 투여하는 것과 같다. 아무 생각 없이 투여하는 칼슘, 미네랄 비타민마저도 칼슘코팅에는 갈락토스가 들어 있다. 약도 일일이 확인해서 알약인지, 알약이라면 갈락토스가 들어가 있는지 확인하고 먹여야 하니 엄마는 병원에 와서 꼭 확인한 후 약을 먹였다.

희성이는 일 년에도 몇 번씩 크고 작은 증상으로 병원을 드나들면서 2009년을 보냈다. 그리고 2010년이 되었다. 그해 봄, 갑자기 손발이 차고 땀에 젖은 데다가 입 주위가 파랗게 질려 있고, 혈당이 떨어졌다면서 희성 엄마가 희성이를 데려 왔다. 눈에 힘이 없고 잘 뜨지 못하는 것이 금방이라도 무슨 일이 일어날 것 같았다. 서둘러 수액을 맞혔다. 그러자 그제야 입술 주위 색깔이 분홍색으로 바뀌고 한참을 자고 일어났다. 아마도 영양의 불균형에서 온 것 같았다. 희성이를 키우면서 이런 일이 빈번하게 일어나 희성이 부모는 늘 가슴을 졸여야 했다.

2010년 여름, 희성이 엄마는 아이가 물체를 바라볼 때 눈의 초점이 잘 안 잡힌다는 것을 알게 되었고, 안과 검진에서 백내장이 수술할 정도의 상황이라는 말에 절망이 생겼다. 소변으로 재흡수되지 않고 심하게 배출되던 아미노산뇨증은 전에 비해 좋아졌지만 혈액의 아미노산은 여전히 낮았다. 8월 19일에 측정된 갈락토스혈증에서 눈을 멀게 하는 성분인 갈락티톨은 120으로 정상의 3배 정도로 생각보다 심각하지는 않았다. 희성이는 10월 16일에서 21일까지 우리 병원에서 입원을 하였는데, 18일엔 서울의 안과병원에서 백내장 재수술을 받고 돌아왔다. 희성이는 밤에 잠을 자지 못했다. 시작은 목이었지만 패혈증까지 겹쳐서였다.

2011년 1월 1일, 새해 첫날부터 희성이는 가래와 코막힘, 기침 때문에 항생제 시럽을 먹었고 알레르기에 대한 치료로 거의 1월 한 달 내내 약을 먹다 말다 반복했다. 1월 31일 다시 성모병원 안과에 가서 진료를 받았다. 눈은 정상 안위를 유지했고 3개월 후에 다시 방문하라는 지시를 받았다. 희성이는 그 후에도 계속 병원을 드나들어야 했다. 4월 25일, 희성이는 눈이 뿌옇게 보인다고 했다. 한 달 전 갈락토스 수치가 높았고 안과 검사에서 오른쪽 눈에서 버섯주름 모양의 백내장이 발견되었다. 수술 준비를 위하여 시행된 흉부 X-선, 심전도 소견 상 모두 정상이었다. 식이요법을 하면서 혹시 생겼던 백내장이 좋아지지 않을까 했던 기대는 무너졌다. 5월 7일에 수술을 하기 위해서 소견서를 써서 서울로 갔다. 게다가 알레르기 때문에 피부반점까지 생겼다. 다시 집에 갔다가 백내장 수술을 위해 5월 12일 입원을 했다. 수술을 위한 마취과 의사의 진찰과 검사가 이루어지고 대사질환이기 때문에 금식을 하면서 꼭 포도당 수액을 잊지 않고 연결했다. 드디어 5월 17일 백내장 수술을 받고 항생제와 안약을 동시에 사용했다. 생각보다 잘 협조하고 견뎌주어 병실에서도 적응을 잘하고 잘 놀아서 고마웠다.

2011년 10월, 미국 보스턴의 하버드대학 부속병원에서 닥터 Harvy Levy가 마침내 한국에 와서 희성이를 만나 주었다. 그 동안 희성이에게 백내장이 왔다는 말에 매우 안타까워했다. 서둘러 희성이 혈액을 하버드로 보내도록 조치하고 희성이와 똑같은 갈락토스혈증 제2형 환자의 논문을 보내주셨다. 10월 31일, 드디어 K병원에서 백내장 수술을 받았다. 수술받기 전날부터 내가 지시한 대로 굶기지 않고 10% 포도당 전해질 수액으로 유지하다 수술실로 들어갔다. 백내장 수술에서 왼쪽 수정체 피막을 절개하여 수술을 받았다는 의무 기록지를 갖고 오셨다. 눈이 뚜렷하게 보이지 않는 것 같았으며 바로 11월 1일 양쪽 눈에 안경을 착용했다. 답답할 텐데 그래도 안경을 쓰고 적응을 잘 하였다. 전혀 울지도 않고 자기가 안경을 꼭 써야하는 것을 마치 어른처럼 이해하는 것 같았다. 갈락토스혈중 치료가 지연되어 막을 수 있는 재앙을 불러일으킨 것 같아 마음이 불편하고 희성이에게 어떻게 설명을 해야 할지 답답하였다.

11월 29일, 희성이가 4돌이 지났다. 오른쪽 손에 모기에 물려서 부풀어 올라서 병원에 잠깐 다녀간 지 얼마 안 되어 토하고 열이 나고 또 먹지 않는다고 엄마가 날이 밝기가 무섭게 희성이를 데리고 왔다. 눈이 반쯤 덮여 있고 앉는 것도 힘든지 누우려고만 했다. 기운이 없고 배는 가슴보다 훨씬 불러 있었다. 입냄새가 나고 편도선이 발적이 되고 목의 임파절도 부풀어 올랐다. 속히 포도당 전해질 수액을 투여하고 장마 때문에 장내 세균 치료를 위하여 메트로니다졸과 항생제를 정맥으로 투여하고 하루 저녁은 금식 시켰다. 혈당은 71로 약간 떨어져 있었으나 땀이 많은 탓인지 늘 나트륨이 낮았다. 아직 소변에서 케톤이 나오지 않았으나 급성 편도선염 때문에 이번에는 코를 골고 열이 났던 것이다.

2012년 5월 27일, 희성이는 태어난 지 4돌 4개월이 지났다. 잘 먹지 못하고 땀을 흘리면서 희성이는 축 늘어지기 시작했다. 엄마의 이야기로는 입냄새가 나기 시작하는 것은 이틀 전이었으나 엄마의 직장 때문에 바로 병원에 올 수 없었다. 열도 없는데 먹지 못하고 땀을 흘려서 병원에 왔다. 또 의식 상태가 몽롱해 보이고 늘어져서 혈당을 재보니 44로 떨어졌다. 동시에 콩팥 탈수 수치가 22로 높았고 목의 편도선염 때문에 혈액 백혈구가 2만 개가 넘었다. 소변에는 음식물 섭취가 충분하지 못할 때 지방이 에너지원으로 사용되어 대사산물인 케톤이 증가되었다. 케톤이 증가하면 먹지 않아도 구토가 나고 구역질이 계속해서 이어진다. 이런 증상이 없어질 때까지는 음식을 먹으라고 강요하지 않고 포도당 수액만 투여한다. 처음에는 열이 없었으나 오히려 이틀이 지나 열이 38도로 올랐다. 희성이가 먹는 것이 줄어들거나 늘어지면 지체하지 않고 희성이를 병원으로 데리고 왔다.

이런저런 증상이 나타날 때마다 병원 치료를 받으면서 희성이와 희성이 엄마는 2012년을 보냈고 2013년을 맞았다. 4월 12일, 희성이는 몸에서 늘 땀이 잘 나지만 이번에는 유난히 심했고 먹지를 못했다. 열은 없었지만 몸에 힘이 없었다. 간기능 검사는 정상이었지만 전에 땀이 흐를 때 저혈당에 빠진 적이 있었기 때문에 부모가 서둘러 입원을 시켰다. 목안이 빨갛게 붓고 백혈구 수치가 올라갔다. 밤새도록 수액을 맞고 다음날 언제 그랬는가 싶게 생기가 돌았다. 희성이에게 수분과 포도당수액은 가뭄의 비와 같다.

2013년 7월, 다섯 살 반이 된 희성이는 어린이집에서 아주 똘똘하고 공부도 잘하고 있다. 아프지 않고 살아갈 수만 있다면 더 바랄 나위가 없겠지만 희성이에게 그런 날이 쉽사리 올 것 같지 않다. 희성이는 먹는 것에 비해서 체중이 잘 늘지 않고 눈 밑에는 다크서클이 있어서 마음이 아프다. 늘 에너지가 저장이 되지 않고 아플 때마다 당이 떨어지면서 케톤이 증가한다. 갈락토스혈증 환아에서 다른 음식까지 먹지 못하고 케톤이 반복적으로 아플 때마다 나오는 것을 경험하며 유제품을 먹을 수 없는 대사질환 아이들의 대사 상태와 식이요법 응급처치가 프로토콜처럼 머릿속에 남아 있다. 희성이는 같은 대사질환의 아이들보다 늘 땀을 많이 흘린다. 잠을 자고 일어나면 온 몸이 땀에 젖어 있을 정도이다.

희성이는 어느 새 반찬은 먹지 않고 맨밥만 먹는 버릇이 생겼다. 재래 음식을 좋아하고 당근, 시금치, 된장, 두부, 콩나물을 좋아하는 편이다. 발달은 정상적이고 말을 유창하게 잘한다. 그리고 희성이는 자동차에 관심이 많고 장난감 자동차를 특히 좋아한다. 희성이가 병을 잘 이겨내서 멋진 청년으로 성장하고 나아가 훌륭한 사회인이 되는 걸 옆에서 오래 지켜볼 것이다.

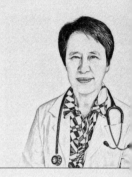

part 3

다른 세상에선 더 이상
아프지 않기를

태어나자마자 극심한 고통에 시달리며 생사의 경계를 오가다 죽어간 이들의 이야기
이다. 정확한 원인을 찾지 못한 이들, 원인을 알아도 치료 시기를 놓친 이들, 치료를
하다 중단한 이들이 지금은 이곳에 함께 있지 못하지만 다른 세상에서는 고통 없이 평
화롭기를 바란다.

백내장 수술을 받다가
세상을 떠난 생거증후군 아이

하버드대학 부속 아동병원에서 유전학 전임의로 근무하기 시작한 지 두 달쯤 지났을 때였다. 아직 모든 게 낯설어서 갑자기 환자가 발생하면 어쩔 줄을 몰라 당황할 때가 많았다. 어느 날 수술실에서 급하게 연락이 왔다. 안과 백내장 수술을 받는 도중 네 살배기 아이의 심장이 갑자기 멈추었다는 것이다. 병원 원내 방송에서는 환자의 응급 상황을 알리는 코드를 사용하고 있었다. 이런 코드가 방송되면 관련된 모든 부서의 의사들이 달려가 응급상황을 신속하게 해결하도록 병원 시스템이 이루어지고 있었다. 수술실로 달려가니 아이는 이미 중환자실로 옮긴 상태였다. 다시 헐레벌떡 중환자실에 가보니 응급의가 심폐소생술을 시도하여 인공호흡을 하는 상태였고 아이는 가까스로 죽음의 문턱에서 벗어나고 있었다.

하염없이 눈물을 흘리며 괴로워하고 있는 부모에게 가서 내 신분을 밝히고 인사를 하였다. 그리고 어찌할 바를 몰라 하는 부모의 손을 꼭 잡고 아이의 응급처치를 함께 시켜보다가 아이가 고비를 넘기는 걸 보고선 한숨 돌린 부모와 인터뷰를 시작했다. 버뮤다에서 왔다는 아이의 부모는 둘 다 대학생으로 공부와 일을 병행하며 열심히 살고 있는 젊은 사람들이었다. 아픈 아이는 부부의 첫 아이로 태어날 때는 눈이 잘 보였는데 차츰 눈의 각막이 혼탁해지면서 시력을 잃었다고 했다. 정확한 원인이 밝혀지지 않은 상태에서 당장 아이의 시력만을 찾기 위한 수술을 들어갔다가 예기치 않은 변을 당한 것이다. 부부가 공부하면서 아이를 키우느라 형편이 넉넉하지 않을 텐데도 아이의 시력을 찾아주기 위해 미국으로 오고 게다가 미국에서도 이름난 병원으로 아이를 데리고 와 사랑과 정성이 느껴졌다.

심장이 멈추었던 아이는 심폐소생술로 겨우 깨어났지만 왜 백내장이 왔으며 왜 심장이 멈추었는지 알 수가 없는 일이었다. 뒤늦게 흉부 X-선 상 심장이 심하게 늘어나 있다는 보고를 받았다. 이때부터 응급으로 심장 조직 검사를 하고 심장에 영향을 주는 응급 혈액 검사, 혈액 가스, 젖산, 유기산, 아미노산 등 선천성대사질환과 관련되는 검사가 시행되었다. 정작 눈 수술은 하지도 못하고 아이에게 온 심장마비의 원인을 찾느라 심장 중환자실은 바삐 움직였다. 모든 검사에서 아이는 정상이었다. 어떻게 하면 환자에게 나타난 원인을 찾을까 답답했다.

주임교수인 Dr. 리비한테 아이의 상황을 설명하면서 자문했더니 '생거(Senger)증후군'인 것 같다고 했다. 그동안 신속하게 여러 검사를 해보는 한편 책을 찾아보고 인터넷 검사를 해보아도 찾을 수 없던 답을 금방 확인해주는 Dr. 리비를 보면서 노련한 유전학자의 위력을 다시 한번 느꼈다. 부지런히 생거증후군에 대해 찾아보니 이 질환은 미토콘드리아에 이상이 생겨 심장 기능이 떨어지고 심장 근육은 두꺼워지면서 힘없이 늘어나 운동을 하면 젖산이 올라가고 어린 나이에 백내장이 생겨 시력을 잃는 병이었다.

　심장 조직 검사를 이용한 전자 현미경 검사를 보니 근육에 힘을 만들어 주는 미토콘드리아가 정상보다 크기가 작고 모양이 이상한 것들이 수없이 증가되어 있었다. 미토콘드리아는 세포에 에너지를 생성하여 세포기능을 유지하는데 필수적인 세포 구조물이다. 이렇게 비정상적인 미토콘드리아가 증식되었지만 결국은 에너지가 부족하여 심장이 뛸 수 없는 상황이었는데도 안과 의사들이 다른 기관은 보지 않고 오직 눈에만 초점을 맞추어 수술을 했기 때문에 이런 응급상황이 벌어졌던 것이다.

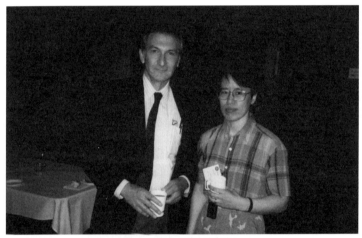

하버드대학의 Dr. 하비 리비 멘토.

　주임 교수인 Dr. 리비 덕분에 병인(病因)을 알 수 있었지만 안타깝게도 아이는 사흘 만에 사망하고 말았다. 아이는 백내장으로 인한 시각장애 외에는 병원에 간 적이 없을 정도로 건강하게 자랐던 아이였다. 그래서 아이 부모의 충격과 상심은 더욱 컸다. 단지 눈만 안 보일 뿐 건강하던 아이를 타국에서 잃고 자기 나라로 다시 돌아가야 하는 부모의 눈에서는 하염없이 눈이 흘렀다. 힘겹게 병원 문을 나서면서 다음에 아기를 낳으면 또 그럴 가능성이 있겠는지를 조심스럽게 물어 왔다. 세상을 떠난 아이에 대한 슬픔 속에서도 새로 태어날 아기에 대한 염려가 들었던 것이다.

아이 부모를 배웅하면서 나 역시도 한동안 마음이 무겁고 착잡했었다. 아무 것도 도와주지 못하고 원인을 밝힌다며 시행했던 여러 검사와 치료는 아이에게 가장 힘든 고문이었을지도 모르겠다. 겨우 심장마비에서 벗어나 살 수 있었던 그 사흘이 아이에게는 유일한 희망의 시간이었던 셈이다. 세상에 태어나 이렇게 짧은 생을 살다가는 수많은 아이들과 그걸 지켜봐야 하는 부모들을 생각하면 유전질환 전문의로서 막중한 책임을 느끼지 않을 수 없다. 도대체 왜 이런 질환들이 생겨서 세상을 온전하게 살아갈 기회조차 빼앗아간단 말인가.

뒤늦게 하트넙병을 발견한
시트룰린혈증의 구현이

오래 전에 구현이란 이름의 30개월 된 아이가 휠체어를 탄 채 우리 병원에 보호자와 왔었다. 세 돌도 되지 않은 아이의 몸은 벌써 초등학생 정도의 몸무게를 가졌고 언어구사능력은 전혀 없었다. 여러 가지 항경련제 때문인지 경련을 하지 않을 때면 늘 수면 상태였다. 개월 수에 비해 워낙 체중이 많이 나가서 휠체어를 타고 온 구현이는 암모니아 수치가 높지 않음에도 불구하고 경련이 조절되지 않아 간질중첩이라는 최악의 상태가 되어 호흡마저 편치 못해 숨소리가 매우 거칠었다.

구현이는 우리 병원에 오기 전에 이미 서울대학병원에서 대사질환에 대한 정밀검사를 한 결과 '시트룰린혈증'이라는 요소주기를 통해 암모니아가 제거되지 않는 유전대사질환으로 진단을 받은 상태였다. 일찍 발견하여 할 수 있는 치료는 모두 해보았지만 효과가 없어 지푸라기라도 잡고 싶은 심정으로 나를 찾아왔다고 했다. 그 동안의 치료 경과를 자세히 알아보기 위해 부모와 상담을 하였다.

경산에서 첫 아들로 태어난 구현이는 태어난 지 사흘 만에 경련이 심

172

하여 대구 D병원 응급실로 갔다. 그때 구현이 상태는 의식이 좋지 않아 졸린 듯 힘이 없었고 영아연축이라는 뇌신경세포의 갑작스럽고 조절할 수 없는 간헐적인 신경계장애를 보이고 있었다. 혈액 검사에서 암모니아가 정상의 경우에는 60을 넘지 않지만 구현이는 2500이나 되었다. 일주일간 치료를 해도 호전되지 않아서 급히 서울에 있는 대학병원으로 이송하여 복막 투석을 받게 되었다. 그곳에서 시트룰린혈증이라는 진단을 받고 치료를 하였으나, 암모니아가 조절되었는데도 영아연축경련이 조절되지 않아 여러 가지 항경련제를 사용하게 되었다. 그러나 한 달 이상 경련 조절이 되지 않자 부신피질호르몬을 쓰기 시작했다.

대사질환치료를 받으면서 부신피질호르몬제를 투여받게 되면 구현이처럼 체중이 급속도로 늘어나게 된다. 답답한 구현이 부모는 그 병원 외에도 대사질환으로 유명하다는 병원은 모두 다니며 구현이 치료를 했지만 경련이 잘 조절되지 않고 약물로 인한 합병증은 지속적으로 구현이를 고통스럽게 했다. 고민하다가 다른 병원을 찾던 끝에 인터넷을 통해 우리 병원을 알게 된 것이다.

구현이 부모와 상담이 끝나자마자 검사에 들어갔다. 응급으로 시행된 아미노산 분석 결과 시트룰린은 2000을 넘어 정상 수치의 4배나 되어 있었다. 이상한 것은 소변에 '트립토판'이라는 아미노산이 대량으로 배출되는 소견이 나타났다. '세상에 이런 일이 있을 수 있는 것일까?' 요소회로 대사질환만 해도 힘든데 또 다른 아미노산 대사질환인 '하트넙병'이 겹쳐 원인이 밝혀지지 않은 채 3년이라는 세월을 보낸 거였다. 하트넙병이란 아미노산이 장에서는 흡수가 되지 않고 신장에서는 단백질의 운송장애가 있어 지속적으로 배출되는 희귀질환이다.

특히 이 병은 유아기에서 청소년기에 걸쳐 특유한 소뇌성 실조로 인한 신경증상을 보인다. 때로는 피부병변을 볼 수 있는 트립토판이라는 아미노산의 흡수부전으로 인해 니코틴산 결핍으로 진행되고, 그로 인한 전신증세가 나타나는 희귀질환이다. 경련을 조절하기 위해 사용된 스테로이드 때문에 몸은 무서울 정도로 커지고 대사질환의 안정유지를 위해서 사용되는 특수분유와 무단백분유로 인해 체중은 점점 더 늘어나게 된다. 구현이에게 체단백 분해를 막기 위한 최소한의 특수분유를 투여해도 이미 뚱뚱해진 몸의 체중은 잘 줄어들지 않았다. 대부분의 요소주기 환아는 특수분유와 저단백식품만 조기에 투여해도 안정을 되찾지만 구현이는 대사질환이라는 또 한 가지가 더 있는지 몰랐기 때문에 치료가 잘 되지 않았다. 그래서 다른 병원을 전전해도 경련이 잘 조절되지 않았던 것이다. 구현이 엄마는 경산에서 청주병원에 올 때마다 어차피 쓰지 못해 남은 특수분유를 필요한 사람에게 나눠주라고 챙겨오곤 하였다.

구현이의 상황이 워낙 나쁘다 보니 부모의 정성어린 치료에도 불구하고 눈에 띄게 좋은 반응은 보이지 않았다. 아이의 고통을 잘 알기에 아이와 아이 부모를 볼 때마다 마음 한 켠이 저려왔다. 2년 동안 우리 병원에 오면서 혹시나 하는 희망을 갖고 치료를 받았지만 이미 심각하게 망가져버린 뇌 상태였던 것이다. 회복의 진전이 느린 것을 감안하면서, 트립토판의 대사를 조절하기 위해 투여되는 '나이아신'이라는 비타민은 뇌손상을 심하게 입은 후이기는 하지만 혹시나 싶어 투여하였다.

먼 거리에서 매번 올라오는 번거로움 때문에 일주일 분의 약을 가지고 경산으로 내려갔는데, 그것이 마지막 만남이었다. 그때가 2011년 9월 초였는데, 그 후 구현이는 더 이상 나를 찾아오지 않았고 부모에게 전화를 해도 받지 않았다. 선천성대사질환환우회에 연락을 해보니 구현이가 하늘나라로 떠났다고 했다. 왜 치료를 중단했는지 알 수 없었다. 그 후로도 궁금해서 몇 번 부모에게 전화를 걸다가 그만두었다. 부모에게 아픈 상처를 다시 건드리는 일이 될지도 모르기 때문이었다. 이중의 고통에 시달리다 세상을 떠난 아이를 생각하면 괜히 내가 죄인처럼 미안하고 마음이 아프다.

4년 2개월 짧은 생 살다간
요소회로대사이상의 지훈이

한 가정에서 임신은 축복과 행복이 된다. 하지만 지훈이 엄마는 임신 소식을 들은 날부터 불안감이 밀려와 편히 잠을 이룰 수가 없었다. 이미 첫째 아들이 요소회로 대사질환으로 정신지체 판정을 받았고 셋째와 넷째는 모두 생후 4일 만에 사망한 일이 있었기 때문이다. 넷 중에서 둘째만 정상적으로 태어났기 때문에 다섯 번째에도 정상이 아니면 어쩌나 하는 걱정이 앞섰다.

지훈이 엄마는 산통이 시작되자 첫째 아이가 치료를 받는 서울의 큰 병원으로 갔다. 의료진과는 사전에 이야기를 해둔 터였다. 장시간의 산고 끝에 정상 분만으로 태어난 아기가 바로 지훈이다. 대사질환 유무를 확인하기 위해 출생 직후 암모니아 수치를 측정하였더니 정상인의 경우는 100 이하인데 지훈이는 255나 되었다. 즉시 혈액 투석을 시행해서 뇌손상을 조기에 막을 수 있었다. 지훈이 앞에 두 아이를 잃은 경험이 있기 때문에 지훈이 부모는 의료진이 당부하는 대로 철저하게 식이요법을 지키며 지훈이를 키웠다.

'요소회로대사이상'이란, 유전적 결함으로 어떤 효소에 이상이 있어 물질 대사에 의하여 필요한 물질이 만들어지지 않거나, 그 효소에 의하여 대사되어야 할 물질이 대사되지 않고 그대로 신체에 축적되는 경우를 말한다. 유전성대사이상으로 인하여 체내에 독성이 있는 물질이 축적되면 제일 먼저 뇌가 장애를 받기 쉬워 대부분 심한 지능장애가 오고, 뇌 외에 간 혹은 신장에 장애가 발생하기도 한다.

사람이 단백질을 섭취하면 단백질이 효소에 의하여 아미노산으로 분해되는 과정에서 독성물질인 암모니아가 발생하는데 암모니아는 정상인의 경우 간에서 인체에 해롭지 아니한 물질인 요소로 분해되어 체외로 배출된다. 이런 일련의 대사 과정을 '요소회로'라고 한다. 그러나 대사이상이 있으면 요소회로가 원활하게 작동하지 않아서 암모니아가 요소로 분해되지 못하고 체내에 축적되게 되는데 이를 유전성대사이상질환 중에서도 '요소회로대사이상'이라고 한다.

지훈이는 태어나 줄곧 서울에서 치료를 받다가 우리 병원에 대한 소문을 듣고 2006년 7월 8일, 23개월 되었을 때 형 지빈이와 함께 청주에 있는 우리 병원으로 왔다. 지빈이도 똑같은 요소회로대사장애가 있었으나, 처음에 진단과 치료가 지연되어 뇌손상이 와서 정신지체 판정을 받은 상황이었다. 그래서 항상 부모가 옆에서 돌봐주어야 했다. 반면에 지훈이는 태어나자마자 대처를 잘해서 성장과 발달 모두 정상이었고 오히려 나이에 비해 똑똑했다. 하지만 감기 등 감염이 있거나 음식물 섭취가 충분하지 않을 때나 고단백질을 섭취하면 금방 대사 상태가 악화되었다.

우리 병원에 처음 왔을 때도 암모니아 수치가 228이나 되었었다. 치료를 받고 다음날 바로 수치가 떨어져서 금방 퇴원을 할 수 있었다. 이

때 지훈이 엄마에게 식이요법의 중요성을 강조하고, 칼로리와 단백질 양을 계산하는 방법을 알려 주었다. 특히 하루에 먹는 단백질 양이 지나치지 않도록 신경을 쓰라고 했다. 그렇게 하지 않고 잠시 한눈이라도 팔게 되면 암모니아 수치가 걷잡을 수 없이 올라가게 된다.

지훈이네는 집이 서울 근교에 있어서 서울의 A병원을 다니며 정기적인 치료를 받았지만 위급한 상황이 되거나 갑자기 아프게 되면 청주 우리 병원에 와서 집중 치료를 받곤 했다. 2006년 7월 15일, 우리 병원에서 퇴원한 지 일주일 만에 지훈이와 지빈이 모두 갑자기 입이 아파서 아무것도 먹지 못한다며 다시 왔다. 두 아이 모두 입 안의 점막 여러 곳이 헐어 침도 잘 못 삼키고 아무 것도 먹을 수 없는 상태였다. 검사를 해보니 지빈이는 암모니아 수치가 249나 되었지만 다행히 지훈이는 암모니아 수치가 정상이었다.

먹지 못하는 아이들에게 응급책으로 포도당 정맥주사로 보충시켰다. 이때 시행된 지훈이의 아미노산 검사는 대사가 안 되는 두 아미노산(글루타민, 알라닌)을 제외하고는 수치가 모두 심각하게 낮았고, 이 아이가 가지고 있는 대사질환의 특징인 시트룰린이라는 아미노산은 거의 검출되지 않았다. 이렇게 먹고 먹지 않고 가 혈액 아미노산 수치에 민감하게 반응하기 때문에 성장기에 있는 아이들을 둔 부모는 늘 음식 때문에 신경이 곤두설 수밖에 없다. 무조건 안 먹일 수도 없고, 먹이자니 뭘 어떻게 먹여야 하는지 매번 조심스러워진다. 지훈이 형제의 경우 두 아이가 같은 질환에 걸려 있다 보니 음식을 먹고 둘 다 같은 증상을 보였던 것이다.

3일간 입원해 있던 지훈이와 지빈이는 치료를 받으면서 조금씩 먹을 수 있게 되었다. 고사리 같은 손을 "바이 바이" 흔들면서 두 아이가 집으로 돌아가는 걸 보면서 안도했다. 아이들이 살아가면서 병원에 이렇게 오는 일이 점점 줄어들게 되기를 마음속으로 빌었다.

하지만 9일 만에 지훈이 엄마는 첫째 지빈이를 데리고 다시 또 청주에 내려왔다. 당시 15살이었던 지빈이가 갑자기 의식이 흐려지면서 입을 씰룩거리는가 하면 눈동자가 초점을 잃었기 때문이다. 눈에 얼른 불빛을 비춰보니 동공이 반응을 보여서 일단 안심했다. 암모니아 수치를 체크하니 246으로 뇌부종을 일으킬 수 있는 수치였다. 다행히 오후 수액 치료와 암모니아 치료를 한 후에 혈액 암모니아 수치는 73으로 떨어졌다. 형을 따라 내려온 지훈이도 함께 검사를 했다. 먹는 것이 충분하지 않았지만 다행히 암모니아 수치가 정상이었고 3일 정도 수액을 맞고 형제는 다시 돌아갔다.

다시 며칠 뒤인 2006년 7월29일, 지빈이가 잘 먹지 않고 계속 잠만 잔다며 지훈이네가 병원에 왔다. 지빈이는 목과 편도선이 빨갛게 부풀어 있었고, 암모니아 수치는 149로 약간 높았다. 암모니아 수치를 내리기 위해 아르기닌, 소듐벤조에이트, 부페닐(페닐부틸산나트륨)을 투여했다.

지빈이의 경우 단백질이 들어 있지 않은 무단백분유, 요소회로 특수분유, 생옥수수 전분과 밥 그리고 야채들만 먹는데도 암모니아 수치는 들쑥날쑥하였다. 음식물을 먹지 않아도 감기에 걸리면 체단백 분해가 일어나고, 음식물을 섭취할 때보다 더 심하게 암모니아 수치가 오르내렸다. 아이가 언제 어떻게 될지 모르니 작은 행동에도 부모는 신경이 곤두설 수밖에 없다.

그 후 2006년 8월 13일, 이번엔 지훈이가 연쇄상구균에 감염되어 병원에 입원하였다. 지훈이는 임파절과 편도선이 심하게 부어 숨을 쉬기 힘든 상태였고, 몸에는 반점들이 나타났으며 열도 높았다. 열흘째 치료를 받고 나아가고 있는 즈음에 이번에는 지빈이가 온 몸이 늘어진 채 응급실로 들어왔다. 지빈이는 목과 편도선이 빨갛게 붓고 암모니아 수치가 212이었다. 응급으로 수액 치료를 하면서 단백질 양을 측정해 보니 밥을 제외하고는 먹은 것이 특수분유, 식혜 2컵, 이온음료인 게토레이 서너 컵이 전부였다. 이 정도로 제한해 먹는데도 암모니아 수치가 200이 넘으니 환자 본인이나 부모나 진료하는 의사나 힘들긴 마찬가지였다.

15살 남자아이인 지빈이는 정신지체까지 있어서 한창 성장하는 때에 먹고 싶은 걸 제한하는 게 쉬운 일이 아니었다. 입원해서도 대체로 얌전한 지훈이와는 달리 행동이 공격적이고 어수선해서 간호사들의 혼을 빼놓곤 하였다. 그리고 2007년 9월 4일, 지빈이와 동생 지훈이는 조개구이를 먹고 토하는 등 상태가 나빠서 다시 입원을 하였다. 지훈이 엄마는 조개에 들어 있는 단백질 때문에 암모니아 수치가 높아졌을까 마음을 졸였다. 지훈이의 암모니아 수치는 130, 지빈이의 혈액 암모니아는 180으로 약간 높았다. 지빈이에 비해 지훈이가 암모니아에 대해 더 민감한 것 같았다. 더구나 지훈이는 또래 아이들로부터 마이코플라스마 폐렴에 감염되어 치료를 받아야 했다. 4일간 입원 후 다시 안정을 되찾아 먹는 약을 갖고 퇴원을 했다.

2008년 9월 8일, 만 네 살이 된 지훈이는 먹는 것이 줄어들어 다시 입원을 하였다. 목의 편도선이 부었고 왼쪽엔 중이염이, 양쪽 코는 축농증이 있어서 코로 숨을 잘 쉬지 못하고 입으로 숨을 쉬고 있었다. 전혀 밥을 먹지 못하고 특수분유만 조금 먹었다. 힘없이 누워서 자꾸 머리가 아프다고 호소를 하였다. 암모니아 수치는 약간 높았으나 머리 아픈 것이 암모니아 때문이 아니라는 것에 안도했다. 코가 막혀서 코와 귀 사이의 튜브 압력 변화로 인해 귀까지 염증이 왔던 것이다.

암모니아 수치가 많이 높을 때는 포도당 수액의 투여량을 높이고 단백질 양을 거의 중단했다가 2~3일 내로 다시 시작해야 한다. 지훈이와 같은 질환의 경우, 함께 식사를 하면서 단백질이 들어 있는 다른 음식에 대한 관심도 필요하다. 그리고 과일에도 어느 정도의 아미노산이 들어 있기 때문에 많이 먹어서도 안 된다. 특히 지훈이 위로 둘이나 신생아 시기에 잃었기 때문에 요소회로의 잔여 효소가 거의 없다고 추측이 되었다.

지훈이는 자기 의사 표현도 잘하고 다른 사람의 말도 금방 이해할 정도로 똑똑했다. 치료에 필요하다며 설명을 해주었더니 코에 스프레이를 뿌리는데 무서워하지 않고 협조를 잘 해주었다. 추석 전날까지 병실에 있느라 지빈이 아빠만 추석을 쇠러 잠깐 병원을 비우고 지훈이 엄마와 지훈이는 나와 병원에서 함께 추석을 보냈다. 지훈이는 추석 다음날 입원한 지 6일 만에 집으로 돌아갈 수 있었다.

2008년 10월 15일, 지훈이 아빠가 축 늘어진 지훈이를 안고 황급히 병원에 들어섰다. 한눈에 보아도 지금까지 보아왔던 지훈이가 아니었다. 입원하기 5일 전에 중이염 증세가 있어 이비인후과 치료를 받고 구토가 있어서 집과 가까운 병원에서 수액 치료를 받았다고 했다. 그런데 갑자기 오후에 아이가 갑자기 의식이 이상하고 축 늘어져서 병원에 데리고 왔다는 것이다. 암모니아 수치가 249로 평소보다 매우 높았다. 편도선은 빨갛게 부었고 주위의 임파 조직이 커져 있었다. 배는 약간 가스가 차 있었고 다리의 건 반사가 증가되어 있는 것으로 보아 뇌부종이 판단되었다. 두 눈동자는 초점이 맞지 않았고 양쪽 귀는 염증으로 잔뜩 부풀어 있었으며, 코가 막히고 다크서클이 심했다. 지훈이는 고통이 심한 지 평소보다 더 심하게 보챘다.

지훈이의 상태가 많이 안 좋아서 걱정이 되었다. 더욱이 10월 17일에 말레이시아에서 열리는 '아시아대사질환학회' 행사를 앞두고 있어서 마음이 조급했다. 지훈이는 하루 종일 수액을 맞고 다음날 일어날 수는 있었으나 자꾸 중심을 잃고 비틀거렸다. 손발이 차갑고 배가 빵빵해서 관장을 시켜 복부 팽만은 조금 호전되었지만 온 몸이 뻣뻣해지고 팔다리를 떠는 경련을 일으켰다. 암모니아에 대한 치료와 항경련제 사용으로 아이는 암모니아 수치가 131까지 떨어졌었다. 그래서 지훈이는 말도 하고 침대에서 내려 올 정도로 나아지긴 했지만 여전히 중심을 못 잡고 비틀거렸다. 눈의 초점도 잘 맞지 않았다.

말레이시아로 출발해야 하는 시간이 다가오자 마음이 한없이 무거웠다. 한참을 고민하다 다른 의사 분들에게 부탁을 해두었다. 다행히 암모니아 수치가 높지 않고 경련은 항경련제로 조절이 되는 상태였다. 말레이시아로 출국하는 17일 새벽 세 시쯤 병실에 들러 지훈이를 들여다보았다. 잠들어있는 지훈이 손을 잡고 '지훈아, 얼른 갔다 올게. 그때까지 아무 일 없이 씩씩하게 잘 견뎌 주렴'하고 속으로 당부를 하였다. 아이 엄마는 "정말 괜찮겠죠? 선생님 불안해요" 하면서 불안한 기색을 감추지 못했다. 병원을 나서는 직전까지 아니 공항에서 비행기가 출발할 때까지도 도로 병원으로 돌아갈까 할 정도로 갈등이 왔다.

공교롭게 이날 지빈이도 입원을 했다. 지빈이의 혈액 암모니아 수치는 111로 안정된 편이었다. 지훈이의 상태가 더 안 좋다 보니 지훈이 부모는 지훈이 옆을 내내 지키고 있었다. 말레이시아에 도착한 뒤에도 내내 국제전화로 지훈이의 상태를 확인했다. 암모니아 수치가 200 정도 되고 다시 경련을 일으킨다는 말을 들었다. 걱정이 되어 지훈이 부모에게 서울 A병원으로 옮기는 것이 좋겠다고 했다. 지훈이 부모도 동의하여 지훈이와 지빈이는 밤 9시가 넘어 A병원으로 갔다.

A병원에서 다시 시행했을 때 암모니아 수치는 153이었고 젖산 수치는 3.6으로 약간 올랐으나 혈액가스와 모든 전해질은 정상이었다. 그런데 혈액 백혈구 수치가 정상인 사람은 10,000을 넘지 않아야 하는데, 지훈이는 백혈구가 24,700, 혈소판은 530,000으로 높았으나 빈혈이 있었다. 복부 사진으로 보아 장은 가스로 차 있었고 흉부 X-선 소견은 정상이었다. 이때, 지훈이가 우리 병원에 입원했을 때 시행한 지훈이의 아미노산 검사 결과가 나왔다. 모든 아미노산이 너무 낮아 체단백 분해 위험이 높아질 수 있는 상태였다. 단백질을 제한해서 체단백 분해가 일어나면 갑자기 대사 상태가 나빠지기 때문에 요소회로 특수분유와 무단백분유를 조금씩 먹이라고 연락을 해주었다.

지훈이의 백혈구 수치는 다음날에도 여전히 22,000으로 높아 있었으나 혈소판은 320,000 정상으로 돌아왔다. 전해질 검사에서는 칼슘이 약간 올라가 있었고, 인 수치가 2배 상승했고 혈당은 219로 높았다. A병원 입원 당시의 간기능 수치는 GOT 29에 GPT 21로 정상이었다가 다음날엔 163/132로 약간 증가한 상태였다. 칼륨 수치는 3.1에서 입원 다음날에 9.05로 위험한 수치였다. 같은 날 반복 시행된 검사 소견상 젖산 수치가 15가 넘었고 여전히 pH는 6.8 이하로 심한 산성을 보였다. 탄산가스가 115로 산소가 27로 산소 교환이 안 되는 것으로 나타났고 나트륨은 126으로 여전히 낮았고 칼륨 또한 8.0으로 높은 상태를 유지했다. 모든 수치들이 심하게 요동치며 뇌부종으로 인해 '항이뇨호르몬 분비이상증후군(SIADH)'이 의심되는 소견으로 지훈이가 위급한 상태라는 걸 예고했다.

입원 다음날 밤인 12시 28분, 지훈이는 양쪽 팔의 근육이 경직되어 항경련제인 아티반 치료를 받았다. 그때 맥박과 호흡, 체온은 모두 정상이었다. 그날 새벽 2시 30분에 국제전화로 지빈 아빠와 통화를 하였다. 지훈이는 가래가 지속적으로 나와 가래를 없애주는 약을 투여받았다고 했다. 그 전화 직후에 지훈이의 몸 상태는 극도로 위태로워졌다. 사지가 다시 뻣뻣해져서 2시 33분에 아티반 주사를 투여받았다. 새벽 3시 10분, 배가 자꾸 불러 올랐고 위에 튜브를 삽입했으나 뱃속에 있는 내용물이 나오지 않아 자연적으로 배출되도록 튜브에 줄을 연결하기로 했다고 의무 기록이 되어 있었다. 지훈이는 새벽 4시 10분에 항경련제를 다시 투여 받았다. 이때 호흡 곤란은 없었으며 아이는 수면 중이라고 했다.

오전 6시 8분, 혈액을 채취하기 위해서 검사실 직원이 지훈이에게 갔을 때 L튜브를 통해 피가 나오고 있었고 아이는 청색증이 있었으며 맥박이 잡히질 않았다. 의사가 달려와서 심장마사지 등 심폐소생술을 시행하면서 심전도 모니터를 시행하였다. 이때 찍은 흉부 X-선 소견상 기관이 기도에 제대로 삽입되어 있었고 오른쪽 폐 전체가 희다고 보고되어 있다. 심장은 멈춰 있었고 입에 석션을 했을 때 약간의 피가 나와 있는 것을 발견했다고도 적혀 있다.

혈액가스 산소는 10 이하였으며 pH는 6.8로 심하게 떨어져 있었고, 탄산가스는 115가 넘어 전혀 폐가 산소교환 능력을 잃은 것으로 기록되어 있다. 나트륨은 127로 정상보다 떨어졌고 칼륨은 8.9로 여전히 높았다. 이때 정상이던 암모니아 수치는 무려 851이나 되어 있었다. 즉시 반복된 혈액가스 소견은 젖산이 15를 넘었으며 혈액산소가 29로 떨어져 있고 나트륨이 126로 저하되어 있고 칼륨은 여전히 8로 증가해 있었다.

마지막으로 시행된 혈액가스에서 pH는 6.8 이하로 여전했고 탄산가스는 115로 폐의 산소교환 호흡능력이 없는 것으로 나타났으며, 동맥의 탄산가스는 90 이상으로 높아져 있었다. 동시에 산소는 95 이상이 정상이지만 지훈이는 26으로 더 이상 올라가지 않았다. 다행히 나트륨은 132로 거의 정상을 찾았고 높던 칼륨도 5.4로 완전히 정상화되었다. 그러나 혈액 탄산가스는 115가 넘어 폐에서 산소교환 능력이 거의 없는 것으로 나타났다.

2008년 10월 18일 07시 28분, 심폐소생술은 멈추고 사망이 선언되었다. 학회 중간에 나와 지훈이 아빠에게 전화를 했지만 한국 시간으로는 한밤중이라서인지 전화를 받지 않았다. 아이의 상태가 나빠진 건지 아니면 단순히 지빈 아빠가 잠을 자느라 전화를 못 받는 건가 불안감이 밀려 왔다. 그날 밤 뜬눈으로 밤을 새우고 다시 학회에 참석했지만 발표 내용이 전혀 귀에 들어오지 않았다.

그런데 콘퍼런스 진행 중에 국제전화가 걸려왔다. 얼른 밖으로 달려 나가서 전화를 받았다. 지훈이 아빠였다.

"원장님, 우리 지훈이가 사망했어요. 어떻게 해요?"

맥이 탁 풀리고 다리가 후들거렸다. 나는 콘퍼런스 장으로 들어가지 못하고 한참을 밖에 서 있었다. 나도 모르게 뜨거운 눈물이 볼을 타고 흘렀다.

'지훈아 미안해… 지훈아 미안해….'

아픈 아이를 두고 콘퍼런스에 참석한 나 때문에 지훈이가 떠난 것 같아 한없이 자책이 되었다. 그날 선천성대사질환협회 회장인 용운이 아빠가 전화를 주었다. 자책하며 괴로워하고 있는 나에게 용운이 아빠가 "할 수 없는 일이었으니 원장님도 너무 힘들어하시지 말라"며 위로해주었다. 나도 이렇게 슬프고 마음이 찢어지는데 자식을 셋이나 먼저 보내게 된 지훈이 부모의 심경은 오죽 할까 싶었다.

그 후 대사질환협회에서 주최하는 부모 모임에도 지훈이 부모는 잘 나오지 않았다. 모임이 있을 때마다 부모와 함께 와 재롱을 부리던 지훈이 모습이 아른거린다. 어렵게 최근 모임에 지훈이 엄마가 참석해 생전의 지훈이 사진들을 보여 주었다. 사진을 보니 지훈이가 우리 곁을 떠났다는 게 더 실감이 나지 않았다. 2004년 8월 6일에 태어나 2008년 10월 18일에 세상을 떠나기까지 4년 2개월의 짧은 생애 동안 지훈이의 삶은 누구보다도 치열했다. 산다는 것은, 목숨이라는 것은 이렇게나 힘겹게 얻어지는 거라는 교훈을 지훈이는 주고 간 것이다.

'지훈아, 그곳에서는 더 이상 아프지 마렴.'

병명을 알아도
치료책 없는 샌드호프병

청주의료원을 개방병원으로 사용하여 환자를 보던 때의 일이다. 옆 침대에 5살 여자아이가 누워 있었다. 아이 할머니로부터 "선생님, 우리 아이도 봐 주세요" 하는 부탁을 받고 진찰을 하게 되었다. 아이는 경련을 하여 목에 마비가 와서 흡인성 폐렴으로 입원을 하고 있었다. 할머니 말에 의하면, 아이가 태어날 때는 정상이었고 백일까지 모유 수유를 했다고 했다. 그러나 8개월이 되면서 사소한 자극에도 민감한 반응을 보였고, 잘 놀라는 증상과 함께 변비가 있었다. 그런데 20개월부터 온몸이 늘어지고 근육에 힘이 없어졌으며 눈을 위로 치켜뜨고 활동성이 현저히 떨어졌다. 그러다가 네 돌이 지나면서 갑자기 하던 말도 못하게 되고 보행 능력도 잃어버렸다.

아이 부모는 걱정스러운 마음에 중국의 유명한 한의사를 찾아가 치료를 받았지만 전혀 좋아지지 않았다. 할 수 없이 한국으로 돌아왔는데 급기야는 음식물을 삼키는 능력까지 떨어져 음식물을 먹으면 폐로 흡입되어 폐렴에 자주 걸렸다. 자세히 진찰을 해보니 아이는 침대에서 전혀 움직이지도 못했고, 항상 눈을 뜨고 잠이 들었으며 입을 벌린 채 숨을 쉬었다. 할머니가 말하기를, 아이는 양쪽 눈썹도 두껍고 진해졌다고 한다. 다리는 움직일 때마다 뻣뻣해지고 발가락을 조금만 자극을 해도 발 전체가 덜덜 떨리는 '간대성 경련'이 일어났다. 태어나서 누구든지 엄지발가락을 자극하면 엄지발가락이 뒤로 젖혀지는 것을 '바빈스키 반사'라고 하는데 정상적인 아이들은 돌 전까지 이런 소견을 보일 수 있지만, 뇌손상을 입게 되면 이런 반사가 없어지지 않고 지속해서 나타난다.

아이는 발가락을 조금만 긁어도 바빈스키 반사를 보였다. 무릎 또한 약간의 충격을 주어도 발 전체 반응하는 '심부 건반사'가 심하게 나타나 심각한 뇌손상을 입었다는 걸 알 수 있었다. 아이의 몸통 근육은 늘어져 있으나 팔과 다리는 움직이려고 할 때마다 근 긴장도가 증가되는 소견이 보였다. 뇌 MRI에서는 뇌조직의 변성 소견이 보였고, 뇌파상 경기파가 보여 경련약을 지속해서 사용했다. 여러 가지 대사질환 검사를 하였으나 뚜렷한 진단 소견이 보이지 않았고 세포의 에너지가 부족할 때 일어나는 소견과 음식물 섭취가 충분하지 않아 필수아미노산이 부족하다는 소견이 나타났다.

아이가 신경과 의사로부터 항경련제 치료를 시작하는 것을 보고 나는 미국으로 가서 유전학 수련생활을 계속 했다. 그리고 얼마 후, 유전학 전문의가 되어 한국에 돌아왔을 때 그 아이를 다시 볼 수가 없었다. 안타깝게도 병명도 모른 채 세상을 떠난 것이다. 그런데 그 아이를 떠나보낸 아픔이 채 아물기도 전에 세 살이 된 아이의 동생이 비슷한 증상을 보였다. 두 아이가 똑같은 증세를 보인다면 분명히 유전질환이었다. 걱정스러운 마음에 잠을 이룰 수가 없었다.

정상으로 태어나 돌맞이도 하고 물장난도 좋아하며, 자기 마음에 안

들면 투정도 부리고 감정 표현도 잘하던 여자아이였는데 점점 말을 못하게 되고 팔다리에 힘이 없어지면서 축 늘어져 부모를 더욱 안타깝게 했다. 아이 엄마는 아이에게 물리치료, 언어치료, 작업치료 등 할 수 있는 건 다 해주었지만 아이는 시간이 갈수록 상태가 나빠졌다. 아이의 하얗고 예쁜 얼굴에서 두 눈은 점점 초점을 잃어갔고, 무언가를 보려고 하면 눈이 위로 치켜떠지며 잦은 경련에 시달렸다. 아이는 걸을 수도 없게 되어 식물인간처럼 침대에 누워 있어야만 했다.

근육에 힘이 없나 싶어 미토콘드리아증후군 때 사용하는 근육강화제를 사용하기도 하고 코엔자임 큐를 투여하면서 아이 눈의 상태를 봐달라고 안과 의사에게 보냈다. 진료를 한 안과 의사에게 전화가 왔다. 눈에 빨간 체리 반점이 안저에 나타났다고 했다. 리소좀 축적 질환 때 흔히 나타날 수 있는 증상이었다. 급히 미국 메이오클리닉으로 전화해서 테이색스병과 샌드호프병에 대한 검사를 부탁했다. 아이의 혈액을 보낸 후 얼마 되지 않아 샌드호프병이라는 확진을 받았다. 그런데 질병을 확진하지 못해 애타던 때와는 달리 병을 알고도 별다른 치료 방법이 없다는 소식은 부모님에게는 사망선고와도 같은 것이었다.

아이를 어떻게 해서라도 살려보고 싶은 마음에 좋은 음식과 몸에 이롭다는 약들은 다 구해 먹였다. 그리고 아이의 성장과 발달을 위해서 집에 갖가지 장난감과 재활에 도움이 되는 시설을 갖추어 놓았다. 그럼에도 모두 아이에게 도움이 되지 않았다. 17개월 이후로 아이는 엄마 무릎에 앉아 눈을 멍하니 허공을 향해 위로 치켜뜨고만 있었고, 세 살이 지나면서는 아이 의사와 상관없이 눈동자가 움직였으며 자기 힘으로 대변을 보지 못해 변비 완화제를 사용해야 했다.

유전병 환자의 대부분의 부모들은 의사로부터 "치료가 어렵다"는 말을 듣게 되면 서서히 포기하게 된다. 그런데 아이 엄마는 첫째처럼 둘째마저 보낼 수 없다는 각오로 아이의 치료를 위해 하루 24시간을 매달려 살았다. 그러던 중 아이 엄마는 또 임신했다. 아이 엄마는 불안하고 무서운 마음에 잠을 이루지 못했다. 뱃속에 있는 아이마저 또 같은 병에 걸렸을까 봐 악몽에 시달렸다. 나는 아이 부모와 상의하여 카이스트(한국과학기술원)의 정재훈 박사님에게 아이 가족이 유전자 돌연변이 검사를 받도록 하였다.

아픈 아이의 유전자와 부모 그리고 뱃속에 있는 아기까지 모두 검사를 하였는데 다행히 뱃속의 아기는 병이 없는 건강한 아이였다. 기쁘긴 했지만 모든 검사는 100%를 확신할 수 없다는 말에 마음을 아주 놓을 수는 없었다. 아이가 태어나자 부모에게서 연락이 왔다. 즉시 달려가 아이를 진찰한 뒤 건강한 아이라는 걸 확인시켜 주며 축하를 해주었다. 그러나 그때 5살이 된 둘째아이는 엄마의 온갖 노력과 정성에도 불구하고 발달능력도 떨어지고 몸무게마저 제 체중을 유지하지 못했다. 경련은 날이 갈수록 심해졌고 폐렴에 걸려 2004년 11월 7일에 우리 병원에 입원했다. 마지막 입원이었다. 그 후 소변에 염증이 있어 외래로 한 번 왔다가고는 더는 아이를 볼 수가 없었다.

어느 날 아이 엄마로부터 편지를 받았다. 생전의 아이 사진과 영상물도 함께 있었다.

"선생님, 내 아이가 살아 있는 동안 모든 노력을 기울여 병명을 찾아주어 고맙고, 어미로서 아이에게 잘해주지 못해 가슴이 시리도록 아픕니다."

아이 엄마가 보내온 마지막 편지를 읽고 또 읽으며 아이의 예뻤던 얼굴 사진 한 장을 병원 외래 대기실에 걸어 두었다. 아이의 사진 옆에 "살려주지 못해 미안하다"는 작은 문구 하나를 써 놓았다.

뇌에 주름이 없는
선천성 기형으로 태어났던 아이

　　　　　　　　　　의약분업 때문에 병원 운영이 순조롭지 않던 때였다. 경련이 잘 멈추지 않는 5살 여자아이가 있었는데 당시 내 병원이 없어서 청주의료원에 입원시켰다. 태어날 때부터 아이는 뇌에 주름이 없는 선천성 기형이었다. C대학병원에서 경련에 대한 검사와 뇌 MRI, 뇌파 검사를 시행했을 때 뇌에 주름이 없다는 진단을 받았다. 그래서 아이는 오래 전부터 C대학병원 신경과에서 여러 가지 경련약으로 경련을 치료받고 있었다.

　뇌에 주름이 없다는 것은 임신 3, 4개월 이내에 일어나는 두뇌발달에서 신경원의 이동이 중단되어 발달이 되지 않았다는 것을 의미한다. 그래서 뇌에 주름이 없는 아이는 눈과 근육의 병변이 동시에 자주 발생한다. 아이는 돌이 지나서야 고개를 돌릴 수 있었고, 의미 없는 소리를 내긴 해도 말을 하지는 못했다. 이마 위로는 발달이 되지 않아서 좁았고 눈 밑의 얼굴은 그런대로 모양을 유지하고 있었다. 그리고 늘 누워서만 생활하느라 다리는 가늘고 긴 편이었다.

입원실에 누워 있는 아이를 들여다보니 눈의 초점을 맞추지는 못하지만 눈에 다른 문제는 없어 보였고, 근육도 힘은 없지만 특별한 근육질환 소견은 보이지 않았다. 나에게 데려오기 전, 아이 엄마는 아이가 낮이고 밤이고 온몸을 뒤척거리면서 잠을 자지 못하자 혹 충치 때문에 이가 아픈 건 아닐까 해서 아이를 치과로 데리고 갔었다고 했다. 충치를 한 개 뽑아주자 그날 밤은 잠을 잘 잤는데 이삼 일이 지나자 또 잠을 못 자고 고통스러워했다. 그래서 다시 충치 두 개를 더 뽑았는데 하루 지나자 다시 경련을 일으키며 힘들어했다.

아이는 다시 치과에 가서 아이가 아프고 힘들어하는 게 충치와 관련된 것 같으니 다시 이를 뽑아달라고 했다. 그러자 의사는 아이가 보채는 게 충치 탓이 아닌 것 같으니 다른 병원으로 가보라고 했다. 그래서 나에게 오게 된 것이다.

"아이를 봐주던 어머니는 돌아가시고 남편마저 집을 나간 상태라서 제가 집에만 있을 수 없는 형편이었어요. 아이가 이렇게 심하게 괴로워하니 모두 제 탓인 것만 같습니다."

어른들만 불공평한 사회에서 사는 건 아니다. 누군가는 태어나자마자 온갖 대접을 받으며 살고 또 누군가는 건강하지 못한 몸으로 태어나서 부모로부터 온전한 사랑도 받지 못한다. 그렇다 한들 아이 엄마만을 탓할 수도 없는 상황이었다. 아이 엄마인들 아이를 그렇게 방치해두고 싶었겠는가. 아이를 일단 입원은 시켰지만 대학병원에서 경련 치료를 받던 아이이니 함부로 약을 바꿀 수는 없었고, 병원 파업이 언제 끝날지도 모르는데 그렇다고 내버려둘 수도 없는 난감한 상황이었다. 이런 부분을 아이 엄마에게 충분히 납득을 시켰는데도 아이 엄마는, 아이가 그동안 약을 너무 많이 먹어서 그런 것 같다며 무조건 나에게 아이를 집중

해서 봐달라고 했다.

우선 여러 항경련제를 중단하고 '하이단토인'이라는 경련제 한 가지만 썼다. 그리고 충분한 영양이 될 정도의 수액을 투여하고 음식물 섭취에 신경을 썼다. 그러자 다행히도 경련이 멈추었다. 아이를 퇴원시킨 뒤 아이 엄마는 언젠가부터 아이를 병원에 데려오지 않고 경련약만 처방받아 갔다.

아이를 계속 보지 못하니 아이의 상태를 체크할 수 없었다. 걱정되는 마음에 "아이를 데리고 오지 않으면 더는 약을 주지 않겠습니다" 했더니 그제야 마지못해 아이를 데려왔다. 10살이 된 아이는 키나 몸집이 5살도 되어 보이지 않았다. 소변 아미노산 분석 결과, 대부분의 영양이 소변으로 빠져나가 재활용되지 않는 '판코니증후군'이었다. 먹지도 못하는데 먹는 대로 영양소는 콩팥으로 모두 새어 나가니 날이 갈수록 야위고 두 다리가 엿가락처럼 휘어 ㄱ자 모양을 하고 있었다. 당연히 뼈의 성분이 유지되지 않고 있어서 구루병(rickets) 소견이 있었다.

즉시 비타민D와 항경련제를 투여했지만 이미 구부러진 다리는 더 이상 좋아지지 않았다. 누구의 보살핌도 받지 못한 아이는 빈집에서 혼자 허기진 채로 누워 지내야만 했으니 건강하고 정상적인 아이라도 영양 결핍에 걸리고 말았을 것이다. 그런 환경에서 살아 있다는 자체가 경이로울 뿐이었다. 아이의 상태가 심각하다는 걸 알고 나선 아이 엄마는 더 심하게 자책했다. 그러나 현실은 여전히 달라지지 않아서 아이 엄마의 의지만으로는 극복되지 않는 부분이 너무 많았다. 그래서 아이의 생활환경이 크게 개선되지 않았다.

아이가 12살이던 2004년 3월 21을 끝으로 아이는 더 이상 병원에 오지도 않았고 아이 엄마가 약을 타러 오지도 않았다. 그로부터 얼마 있다 아이가 사망했기 때문이다. 아이 부모는 미안한 마음에 좋은 곳으로 가게 해달라고 불공을 드렸다고 한다. 아이를 떠나보낸 부모의 마음이 얼마나 괴로울지 모르지는 않지만, 좀 더 일찍 아이를 위해 신경을 써주었더라면 어땠을까 하는 아쉬움이 남는 건 어쩔 수 없다.

허기진 배를 움켜쥐고 무기력하게 하루 종일 천정만 바라보고 누워 있었을 아이의 하루들을 떠올려 본다. 비록 짧은 삶을 살다갔지만 아이에게 그 하루들은 얼마나 힘들고 아프고 고통스러운 긴 하루들이었을까. 나를 바라보던 그 가여운 눈망울이 아직도 뇌리에서 사라지지 않는다.

선천성 태아수종으로
고통받다 떠난 아이

2012년 1월 30일, 한 아이 부모가 이메일 상담을 해왔다. 산전 초음파 검사로 '선천성태아수종(先天性胎兒水腫)'이 발견된 아이를 2011년 10월 13일에 출산한 뒤, 큰 병원들을 전전하며 검사를 받았지만 모두 병명을 모른다고 했으며 어떤 곳에서는 생존 가능성이 희박하다는 말을 들었다고 했다. 이메일을 보고 나서 아기 엄마와 통화를 하긴 했지만 설명만으로는 아기의 상태가 정확하게 그려지질 않았다. 입원해 있는 병원에서 퇴원하는 날 우리 병원에 들르기로 하였다.

태아수종은, 뱃속 아기가 심각한 빈혈 때문에 심장 기능이 떨어지며 전신에 부종이 오고 가슴과 복부에 물이 차는 질환이다. 또한 간과 비장이 부어 배가 심하게 불러올 수 있다. 태아수종의 원인에는 여러 가지가 있다. 태아와 엄마의 혈액형이 맞지 않아 적혈구가 쉽게 파괴되는 용혈성 질환, 심장의 기능 이상으로 충분히 혈액을 공급하지 못하거나 바이러스나 세균에 의한 전신 감염, 염색체 이상, 대사질환 등등으로 올 수 있다.

아기 엄마는 임신 4주부터 거의 음식을 먹지 못해 링거를 맞고 지냈으며 3주 정도 지나 입덧이 나아지긴 했지만 임신 기간 내내 잘 먹지 못했다. 이후에도 2주에 한 번씩 산부인과 진료를 받았는데 1, 2차 산전 검사 상 모두 정상이라고 했다. 그러다 임신 20주쯤, 초음파 검사에서 아기의 몸이 부어 있고 뱃속에 물이 차 있다는 진단을 받아 놀라고 당황했다고 한다.

그때 양수를 이용한 염색체 검사를 했는데 정상이었고, 태아 내부 장기에 대한 정밀 초음파 검사에서도 복수가 차는 것 외에는 모두 정상이었다. 각종 태반, 양수, 산모의 바이러스 감염에 대한 검사도 3~4차례나 했는데 이상이 없었다. 21주가 되어 주사기로 복수를 빼고 일주일 뒤 초음파 검사를 해보니 또 복수가 차 있었다. 경과를 지켜보다 23주 되었을 때 태아 복부에 관을 삽입하여 복수를 빼는 단락수술(短絡手術, 션트 삽입술)을 해서 7cc의 물을 빼냈다.

처음에는 가슴에도 물이 소량 차 있었다. 29주 되었을 때, 복수를 빼려고 했으나 잘 빠지지 않았고 양수가 많이 모자랐다. 다음날 다시 복수가 차서 다른 복부 쪽으로 또 션트를 삽입하였다. 모자라는 양수를 주입하고 복수를 뺐지만, 여전히 복수는 차고 양수 과소증이 지속되어 31주차에 제왕절개로 출산하게 되었다. 출산 당시 아기의 움직임이 활발하고 잘 울긴 했지만, 산소 포화도가 떨어지고 수족 말단에 청색증이 관찰되었다. 몸무게는 처음에 2.02kg이었는데 일주일이 지나 복수와 부종이 빠진 후에는 1.41kg까지 줄어들더니 다시 체중이 늘어났다. 피부에는 이상 소견이 없고 대천문은 2.5cm 정도 편평하게 만져졌다. 안구 및 결막은 깨끗하고 빛에 대한 반사와 적색 반사는 정상이었고 눈의 흔들림은 보이지 않았다. 육안석 기형은 없었으며 잇몸이 도톰하게 비대해져 있었다. 밝은 머리카락 색에 눈썹 숱은 적었고 눈꺼풀이 부어 눈이 잘 떠지지 않았고 부종으로 턱선이 둥글었다. 흉곽의 움직임은 대칭적이나 숨을 쉴 때마다 가슴이 들어가고 청진상 숨소리가 감소해 있었다. 지속적으로 심 잡음이 왼쪽 가슴 위에서 들렸다.

그 외에 아기의 배는 빵빵하게 불러 있었고 간과 비장이 크게 만져졌다. 장의 움직임 소리는 정상적으로 들렸고 탯줄은 동맥 2개 정맥 1개, 모두 정상으로 확인되었다. 팔다리는 정상이었으나 전신 부종이 관찰되었다. 항문은 뚫려 있었으나 태변(배내똥)은 아직 배출되지 않은 상태였고, 성기는 정상 여아로 확인되었다. 근육의 긴장도와 심부건반사의 이상 소견은 없었고, 경련을 의심할 만한 소견은 관찰되지 않았다. 태어난 지 4주가 되었을 때 체중 2.1kg, 신장 43cm, 머리 둘레 43cm가 되었다.

아기는 생후 5주간 인큐베이터에 있다가 일반 병실로 옮겨 재활치료를 받았는데 얼굴의 부종은 빠지고 제대로 먹지 못하여 둥글었던 턱선은 삼각형으로 보였다. 몸 전체의 근육의 긴장도와 삼키는 기능은 정상이었다. 여전히 복부와 회음부, 다리 및 발은 전반적으로 부어 있었고 특히 발등은 소복이 부어올라 있었다. 코는 위로 향해 있었으며 입은 벌린 상태로 숨을 쉬고 양쪽 귀는 약간 아래로 내려와 있었다. 자신의 호흡으로는 산소 유지가 부족하여 코로 산소를 보충해야 했고, 숨을 쉴 때는 가슴 중앙의 흉곽이 움푹 들어가고 고개가 앞뒤로 왔다 갔다 할 만큼 숨쉬는 것을 고통스러워했다. 아기는 하루 총 500cc의 분유를 먹었지만, 자꾸 토하고 소화가 되지 않아 300cc, 다시 150cc로 줄었다. 대변은 하루에 한두 차례 보았고 대변을 볼 때는 힘을 자주 주었으며 짜증을 내고 배변을 힘들어했다.

아기를 내가 직접 진료하기 전까지 아기에게 있었던 200여 페이지의 진료 기록을 정리하니까 이러했다. 아기는 두 달 여의 시간을 이렇게 힘들게 보내다 2011년 12월 18일에 산소통을 연결한 채 우리 병원으로 왔다. 아기는 피부가 투명할 정도로 창백했고 빈혈이 있었으며, 연 조직이 모두 부종으로 부어 있었다. 양쪽 코로는 산소 튜브가, 입으로는 식도로 통하는 튜브가 연결되어 있어서 얼굴에는 반창고가 다닥다닥 붙어 있었다. 젖병으로 우유를 먹다가 모자란 부분은 분유를 튜브로 투여했던 것이다.

도착 당시 아기의 체중은 3.7kg이었다. 가슴보다 배가 더 부풀어 있는 상태로 간과 비장 모두 커져 있었다. 빈혈이 심해 피부가 백지장 같았고, 검사를 위해 채취한 피는 너무 묽고 흐려 빈혈이 얼마나 심한가를 보여 주었다. 다시 의무기록을 세심하게 읽어보았다. 그 중에 도움이 되는 결과지는 전자 현미경 소견이었다. 간에는 어떤 물질이 축적된 것 같은 동그란 액포가 수도 없이 많이 관찰되어 시알산이나 당원병, 올리고당병이 의심된다는 소견이었다.

병원 생활이 길어지면서 아기의 헤모글로빈은 입원 당시 14.1로 정상이었지만 지속해서 감소하였다. 산소 포화도도 지속해서 떨어져 산소 보충을 계속해주었다. 가슴 X-선 사진에는 약간의 폐 음영이 증가해 있었으며 복수가 배 전체에 차 있고, 장에 가스는 중앙 부위로 몰려 있었다. 뇌 MRI 소견은 뇌실의 크기가 약간 커져 있고 오른쪽 두정엽과 기저핵에 출혈로 의심되는 소견이 관찰되었다.

며칠 후, 흉부 X-선 소견은 폐가 처음보다 좋아지기는 했으나 연 조직의 부종과 복수는 지속되었다. 양쪽 콩팥은 정상이었고, 신장 핵의학 검사도 정상이었으며 소변에 약간의 요로 감염이 있었다. 반복적으로 시행된 신장 초음파에선 차이가 없었고, 뇌파 검사에서 심한 뇌기능장애가 의심되는 비정상 뇌파가 관찰되었다. 시간이 지남에 따라 복수가 심하고 간 비장이 계속 커져 양쪽 서혜부에 탈장이 진행되고 있었다. 헤모글로빈은 10.9, 7.7, 6.9로 점점 떨어져서 수혈이 필요했다. 소변에서도 혈액이 발견되었다. 이제는 산소 없이 호흡 유지가 되지 않았고 산소가 투여되어도 숨쉬는 모습이 너무 힘겨워 보였다. 더는 아기에게 해줄 치료도 없었다. 아기 엄마에게, 단백질 부족을 대비하여 필수아미노산 가루를 먹는 분유에 보충해서 먹이도록 한 뒤 충분한 소변을 받아달라고 부탁했다.

아기와 나의 처음이자 마지막이 된 우리 병원의 방문은 이렇게 아기에게 무척이나 힘든 여정이었다. 아기와 함께 집으로 돌아간 아기 엄마는 내가 준 아미노산 가루를 열심히 먹이고 있다고 했는데, 팔다리의 부종은 빠졌으나 복수가 차 있고 숨이 전보다 더 가쁘다고 했다. 그리고 2012년 1월 8일 저녁, B부산대학병원에서 숨을 거두었다는 전화를 받았다. 87일이란 짧은 생을 마감한 것이다.

아기를 떠나보내고 난 뒤 아기 부모가 과일을 들고 우리 병원에 찾아왔다. 아기를 지켜내려고 내가 처방한 것은 사소한 것 하나도 놓치지 않고 지시에 따랐던 부모였다. 검사를 위해 아기 소변이 중요하다고 했더니 아기가 보는 소변은 한 방울도 버리지 않고 모두 받아서 커다란 상자에 얼린 상태로 가지고 오던 부모였다. 그런 부모였으니 아기가 죽은 후 얼마나 상심이 컸을지 짐작이 되었다.

"원장님, 비록 아기는 떠났지만 우리 아기가 왜 그렇게 가야 했는지 이유를 알고 싶어요."

아기 엄마는 이렇게 말하면서 아기 소변을 내놓았다. 아기 부모가 돌아간 뒤, 두고 간 소변으로 모든 리소좀 축적 질환에 대한 소변 검사를 시행하는 한편 소변 일부를 네덜란드로 보내 올리고당 검사를 부탁했더니 바로 이메일이 왔다. 예측한 대로 아기는 '시알산혈증'으로 판명되었다.

시알산은 단백질과 결합하여 당단백질로 변하여 세포의 기능을 원활하게 하는 중요한 성분이지만 효소가 없을 때 분해되지 않은 시알산이 신경세포, 골수, 여러 세포에 축적되어 세포의 기능을 잃는 점액지질 질환으로 아직 치료 방법이 없는 질환이다.

얼마 후 서울에서 열리는 콘퍼런스에 참석했다가 아기의 담당 주치의를 만나서 병명을 이야기했다. 내 이야기를 들은 후 주치의는 시알산증에 대한 돌연변이 검사를 하여 병명을 확진했고, 그 정보를 다음 아기를 위한 산전 검사에 이용하기 위해 아기 부모에게 연락을 취했다. 그러나 아기를 잃은 마음의 상처가 아직 아물지 않아서인지 아기 부모는 자신들의 유전자 검사에 동의하지 않았다. 콘퍼런스가 끝난 몇 개월 후 아이의 엄마로부터 전화가 왔다. 시알산증에 대한 돌연변이검사로 알아낸 정보를 이용하여 두 번째 아기의 산전검사를 했다고 했다. 두 번째 아기도 똑같은 병이 있다고 했고 이런 소식을 전해주는 엄마의 목소리는 힘이 없었다.

아직도 세상에는 병명도 모른 채 죽어가는 아기들이 너무 많다. 아기를 떠나보낸 뒤 아픔이 치유되지 않아서 힘겨운 시간을 보내는 부부들도 적지 않다. 하지만 많은 부모들이 건강하게 뛰어노는 아이들을 보면서 그게 얼마나 큰 축복인지를 알지 못한다.

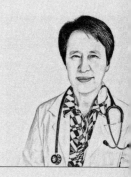

part 4

프로피온산혈증 현우의
10년 진료 일지

프로피온산혈증을 갖고 태어난 현우는 하루하루 사투를 벌이며 10년을 살다가 2013년 7월 2일 세상을 떠났다. 한 생명을 지켜내기 위해 얼마나 힘들고 어려운 과정을 거쳐 왔는지, 살아 있다는 것은 얼마나 감사하고 숭고한 일인지를 많은 사람들이 알아주었으면 좋겠다. 10년의 진료 일지를 다 싣지는 못하고 요약하였다. 이제 현우가 고통 없는 세상에서 편히 잠들기를 바란다.

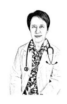

2003년, 뇌손상으로 죽을 수 있는 프로피온산혈증의 현우

추석을 며칠 앞둔 9월 초였다. 인천의 한 개인 산부인과 병원에서 일
주일 전에 태어난 현우라는 아기로부터 채혈된 건조 혈액 여지가 이원
검사센터를 통해 우리 병원으로 왔다. 선천성대사질환 검사를 해달라
는 거였다. 검사를 해보니 '프로피오닐 카르니틴'이 증가되어 있었다.
의심스러워서 반복 시행을 했더니 같은 소견이었다. 유기산대사질환
중 '프로피온산혈증'이라는 선천성대사질환이 분명했다.

프로피온산혈증이란 몇 가지 아미노산과 일부 지방산이 프로피오닐,
코에이, 카르복실라제라는 효소 결핍으로 음식물이 대사되지 않아 몸
안에 쌓여 독성물질이 만들어지고, 성장에 필요한 단백질 대사의 균형
이 깨지는 질환이다. 조기에 적절한 치료를 받지 못하면 독성물질인 암
모니아와 유기산물질이 몸에 쌓여 뇌손상을 입고 몸이 산성화되어 신
체의 기능이 떨어지고, 토하거나 늘어져 경련을 하다가 사망할 수 있는

병이다.

프로피온산혈증 또는 메틸말로틴산혈증이라는 유기산대사질환을 감별하기 위해선 소변으로 정밀 분석이 필요하다. 이 병이 있을 경우, 아기가 수유 능력이 떨어지거나 경련을 하는지 관찰을 한 다음 만일에 이상이 있을 경우 즉시 혈액 암모니아 수치의 확인이 필요하다는 내용의 팩스를 아기가 태어난 산부인과로 보냈다. 그리고 아기의 보호자와 통화할 수 있도록 해달라는 내용을 함께 보냈다.

얼마 지나지 않아 아기의 아빠로부터 전화가 왔다. 검사 결과와 병의 내용을 자세히 설명해주자 부모는 서울의 대형병원인 A병원으로 아기를 옮기고 싶다고 하였다. 현우 아빠에게 그 병원은 유전대사질환 환자를 진단 치료할 수 있는 병원이니 그러는 게 좋겠다고 하였다. 현우 아빠는 내가 보내준 팩스 서류를 가지고 119 앰뷸런스로 A병원으로 향했다.

다음날인 9월 7일은 추석날이었다. 나는 아기 상태가 궁금하여 A병원 응급실, 중환자실, 신생아실 그리고 소아병동에 차례로 전화를 했으나 모두 그런 아기 환자를 받지 않았다고 했다. 혹시나 하고 현우가 태어난 병원으로 전화를 하여 현우 아빠의 전화번호를 알아낼 수 있었다. 현우 아빠 말에 의하면 앰뷸런스로 A병원에 도착하니, 응급실 당직의사가 현우를 진찰하고 나선 '선천성대사이상이 대부분은 일시적인 경우가 많고 아기의 상태가 나빠 보이지 않으니 다음에 다시 오라'고 해서 집으로 돌아왔다는 것이었다.

걱정스러운 마음에 아기 상태를 물으니 아기는 잘 먹지도 않고 잠만 잔다고 하였다. 나는 당장 현우를 데리고 청주의료원 응급실로 올 수 있겠느냐고 했다. 그 당시 내 병원에는 유전병 환자를 입원시켜 치료할 수 있는 환경을 갖추고 있지 않아 조심스러웠지만 현우 아빠는 승용차를 몰고 서둘러 내려왔다.

현우 아빠는 키가 약간 작고 눈이 컸으며 인상이 좋아보였다. 현우 아빠와 서로 인사를 하고 내가 병원이 없어 의료원 응급실에서 아기를 진료할 수밖에 없는 사정을 설명했다. 현우 아빠와 나는 처음 보는 사이였지만 전화로 현우 상태를 계속 주고받았기 때문에 마치 구면인 것처럼 느껴졌다. 현우 아빠로부터 현우가 태어나기까지의 과정을 상세하게 들을 수가 있었다.

현우 아빠는 연변에서 사업을 하다가 중국 교포를 만나 결혼을 하였다. 딸을 먼저 얻고 40이 되어 둘째로 아들을 낳았는데 태어나자마자 생사를 오가고 있는 것이다. 아기를 들여다보니 아기는 소리도 내지 못하고 눈은 반쯤 뜬 채로 초점도 맞지 않았다. 황달이 있어 피부가 노랗고 입술과 피부는 말라 있었으며 축 늘어져 잠만 자고 있었다. 다리와 팔을 들었다 탁 놓아도 축 늘어지고 근 긴장도가 심하게 떨어져 있었다. 피를 뽑기 위해 주사바늘을 찔렀는데도 울지도 않았고 젖을 전혀 빨지도 못했다. 발바닥을 세게 자극했더니 울음소리가 너무 약해 기면상태에 빠져 있다는 것을 알 수 있었다. 무릎의 건 반사는 조그만 자극에도 증가되었고 발목을 뒤로 젖히면 발목이 달달 떨리는 간대성근경련이 일어났다. 이런 현상은 뇌손상이 심할 때 나타나는 현상이었다.

며칠 사이에 현우 아빠는 인터넷 검색을 통해 현우의 질환이 얼마나 심각한 종류인지 알고 있었지만 현우 엄마는 정확하게 알지 못하고 있었다. 서둘러 암모니아 수치를 검사해보니 정상은 60 이하이지만 현우는 936이나 되었다. 질병은 신생아 스크리닝으로 조기에 발견되었으나 이미 치료 시기를 놓쳐 뇌손상이 오는 것은 불 보듯 뻔한 것이었다.

신생아는 간이 미숙하여 케톤을 만들 수 있는 능력이 없기 때문에 소변으로 케톤이 나올 경우에는 심각한 유기산대사질환이 있다는 것을 의미한다. 현우는 소변에 케톤이 3+였고 단백질까지 검출되었다. 간기능 검사는 정상으로 나오긴 했지만 젖을 먹지 못해서 단백질이 5.4로 정상보다 낮았고, 황달 수치인 빌리루빈은 정상치보다 12배나 높았다.

혈액가스 검사에서 혈액은 산성으로 변하여 혈액의 산도(pH)가 심각하게 떨어져 있었다. 위급한 상황이라 서둘러 포도당 정맥 수액을 투여한 뒤 소변 유기산 분석과 혈액 아미노산 분석을 하느라 밤을 새웠다. 결국 모든 검사 결과, 현우는 프로피온산혈증이라는 유기산대사질환으로 확진되었다.

현우는 아무 것도 먹지 못해서 혈액 아미노산 수치가 높지는 않았지만 위급한 상태라서 장에 있는 박테리아가 암모니아를 생성시키는 걸 차단하기 위해 관장을 시키고 암모니아를 떨어뜨리는 약물을 투여하였다. 그러나 이미 올라간 암모니아 수치는 지속적으로 올라가 내려오지 않았다. 뇌손상 위험이 있기 때문에 투석을 해야 하는데 충북대병원에 부탁을 했더니 거절을 하였다. 아기는 급기야 혼수상태가 되어 호흡은 가빠졌다. 피부는 노란 빛이 더 심해졌고 팔과 다리의 힘도 다 풀려 있었다. 다시 시행한 혈액 암모니아는 1053이나 되었다.

현우 아빠와 상의하여 현우에게 포도당과 전해질 수액을 꽂힌 채로 서울의 S병원으로 갔다. 마음이 급하다 보니 병원으로 가는 시간이 평소보다 열 배는 더 멀게 느껴졌다. 현우 아빠도 초조한 마음에 차를 빨리 몰다 보니 타이어에서 고무 타는 냄새가 날 정도였다. S병원에 도착하자마자 확인한 암모니아는 1000으로 정상 수치의 15배 이상이었다. 투석을 할 수 있도록 담당의사에게 아기를 인계해준 후에야 비로소 심호흡을 할 수 있었다. 다시 청주로 내려오면서, 신속하게 투석을 할 수 있는 시설이 우리 병원에도 있다면 얼마나 좋을까 하는 생각을 했다. 현우는 병원에서 복막 투석을 하고 한 달 이상 입원을 했다.

10월 7일, 현우가 S병원에서 퇴원한 후 처음으로 '김숙자소아과'로 내려왔다. 눈동자는 반응을 잘 보였지만 한 달이 지났는데도 몸무게가 3.7kg으로 출생 때 체중에서 별로 늘지 않았다. 서울에 올라갈 때 심했던 황달은 빠졌으나 혈액 검사를 많이 해서인지 아기의 얼굴은 백지장처럼 희고 창백했다. 혈액 암모니아는 107로 정상이었고, 혈장 아미노산 분석결과 단백질을 너무 제한하여 프로피온산혈증에 지표가 되는 글리신이 높은 것이 특징인데 아예 정상범위로 나타났다. 특수분유와 성장에 필요한 최소한의 일반분유를 적당한 비율로 조절해야 하지만 대사질환이 무서운 탓에 단백질을 너무 심하게 제한하여 아이는 영양실조에 빠져 있었다.

프로피온산혈증에서 이솔루신과 발린은 대사가 되지 않아 축적되는 아미노산이고 필수아미노산이기 때문에 꼭 성장에 필요한 만큼 유지가 되어야 한다. 하지만 현우는 아미노산 분석 검사에서 거의 이솔루신과 발린이 검출되지 않을 정도로 혈액 수치가 낮았다. 필수아미노산은 체내에서 합성되지 않아 외부에서 꼭 섭취해야 하는데 부족할 경우에 몸에 있는 체단백질이 분해되어 대사질환을 악화시킬 수 있다. 나는 체단백 분해 위험이 무서워 즉시 물에 타서 약을 먹이듯이 아미노산 가루를 투여했다. 다행히 아기는 체단백질 분해 없이 잘 회복되었다. 복막 투석을 하느라 생긴 흉터가 배에 남아 있었고 배에 가스가 차 약간 불러 있었으나 간과 비장은 커져 있지 않았다. 그 동안 자라지 못해서 칼로리를 몸무게 kg당 130으로 계산하고 단백질을 몸무게 kg당 3g으로 상향 조정을 한 후 현우는 인천에 있는 집으로 돌아갈 수 있었다.

2주일 후, 현우는 10월 22일 몸무게가 4.1kg으로 늘었고 혈액 암모니아는 46으로 정상을 유지했다. 하지만 너무 낮아진 필수아미노산은 계속 보충을 하여도 성장 속도를 따라가지 못하여 아직 턱 없이 부족했다. 현우 아빠는 일을 하지 못하고 현우를 데리고 청주에 내려오는 일이 생활의 일부가 되었다.

11월 3일, 태어난 지 2개월이 되어 DPT와 소아마비 예방 접종을 했다. 다음날 현우는 얼굴이 창백하고 열이 났으며 코가 막혀서 다시 병원에 왔다. 혈액 아미노산분석 결과 발린이라는 아미노산이 너무 낮아 전신에 아토피일 때 볼 수 있는 까슬까슬한 피부 발진이 심하여 응급으로 발린 아미노산 가루를 투여했다. 며칠 입원 치료를 하고서야 현우는 다시 집으로 돌아갈 수 있었다.

다음날인 11월 4일, 상태가 훨씬 나빠져서 청주의료원에 환자를 입원시킨 후 진료할 수 있는 개방병원 시스템을 이용하여 현우를 다시 입원시켰다. 입원 당시 평소보다 유난히 배가 불렀고 대변을 잘 보지 못했으며 숨을 가슴으로 쉬지 않고 배를 들썩 거리며 힘들게 쉬었다. 전혀 먹으려고 하지 않고 먹어도 구토를 했다. 처음에는 먹은 것만 토해냈지만 점차 초록색 물을 토하기 시작했다. 복부 단순 촬영 상, 장 폐색 소견이 보였다. 3일간 입원하면서 튜브를 통해 위장 내용물을 배출시켜 보았으나, 팽만한 배는 좋아지지 않았다. 현우는 끙끙 앓는 신음소리를 냈다. 응급으로 촬영한 복부 X-선상 장 폐색 소견이 완연했다. 아파서 힘든 데다 장에 가스를 빼기 위해 코에다 줄까지 넣으니, 아이는 안간힘을 다해 버둥대며 한숨도 잠을 자지 못했다.

먹는 것이 없어서인지 대변이 며칠째 나오지 않았다. 관장을 시켜도 효과가 없었다. 태어나서 복막 투석을 할 때 염증이 있었는지, 장 유착으로 인한 것이 아닌가 생각이 들었다. 나는 대사적으로 치료야 문제가 없지만 외과적 조치가 필요하다면 수술을 위해서 어디로 가야 할지를 신속히 판단해야 했다. 충남대학교 외과 설지영 교수님한테 전화를 하였더니 선뜻 허락을 해주었다. 다음날인 11월 6일, 입원한 지 이틀 된 현우를 앰뷸런스에 싣고, 겨울 새벽의 찬바람을 가르며 충남대병원으로 달렸다. 앰뷸런스에서 현우 손을 잡고 수액을 확인하며 괴로워하는 현우를 보면서 내가 어떻게 해줄 수 없다는 사실이 못내 괴로웠다.

현우는 장 유착으로 인한 장 폐색으로 수술을 받았다. 14일 간의 치료를 받은 뒤 현우는 다시 우리 병원으로 돌아왔다. 혈액 암모니아가 104로 약간 높았고 콩팥 수치 BUN, 크레아티닌이 모두 정상을 유지했다. 다시 현우가 음식을 먹는 것을 보니 마음이 놓였다. 엄마와 함께 대사질환 특수분유 MPA 85g과 맘마에이큐 일반분유 32g을 배합하여 조금씩 먹이기 시작했다. 또한 암모니아가 다시 오르는 것을 막기 위해 소디움벤조산과 프로피온산 독성물질을 제거하기 위해 '엘카르니틴'을 투여했다. 그리고 장내 박테리아로 인해 합성되는 프로피온산을 내리기 위해 '후라시닐'을 2주간 처방했다. 그토록 불렀던 배가 가라앉으면서 특수분유를 맛있게 먹는 것을 보면서 '이제 한 고비를 넘겼구나' 하고 안심이 되었다. 11월 14일, 한 달 만에 몸무게가 500g 늘었다.

12월 31일, 현우는 4개월이 되었지만 항상 필수아미노산 수치가 낮게 지속되는 게 걱정이었다. 필수아미노산이 부족하면 아이의 성장에 나쁜 영향을 주기 때문에 매일 부족한 아미노산을 가루로 만들어 섭취시켜 주어야 했다. BUN은 12.4로 정상이나 헤모글로빈은 여전히 낮아 7.7로 유지되면서 소변에는 염증 소견이 보였다. 몸무게는 6kg으로 출생 시 몸무게의 2배가 되었고, 키도 59cm로 9cm가 더 자랐으며 머리 둘레는 41cm늘어나 정상인 아이와 차이가 없었다. 그렇게 한 해가 저물어 갔다.

2004년, 영양실조로 면역력 감소돼 중이염 합병증까지

1월 19일, 잘 자라고 있던 현우가 예방접종을 받은 후 열이 나고 상태가 나빠져서 내원했고, 또 2월 13일에 다시 감기로 병원에 왔다. 헤모글로빈이 8.1이고 BUN 9.1로 정상이었고 몸무게는 6.8kg, 키는 64cm, 머리 둘레는 44cm였다. 두 달 만에 머리 둘레가 3cm가 자란 셈이다. 암모니아가 높은 아이들은 뇌손상을 받아 머리 둘레가 자라지 않으나 다행히도 현우는 머리 둘레가 문제없이 잘 자라주었다. 암모니아 수치도 85로 정상이고 소변의 염증은 완전히 깨끗해졌다. 그러나 모든 아미노산이 기준치보다 낮은 편이라서 걱정이 되었다. 현우 엄마가 단백질을 먹이는 자체를 겁을 내서 영양이 부족한 상태였던 것이다. 어떻게 해야 현우 엄마가 아이 성장에 필요한 충분한 양의 분유를 먹일 수 있을까 고민하게 되었다.

3월 17일에 폐렴 증상으로 처방을 받아갔던 현우는 3월 26일에 다시 병원에 왔다. 사소한 감기나 감염으로 대사의 균형이 깨지는 '대사 대상부전' 상태가 와서 식욕이 심하게 떨어져 먹는 것만 봐도 괴로운 표정으로 눈을 돌리며 자꾸 누우려고만 했다. 그러면서 축 늘어져서 잠만 잤다. 대부분 프로피온산혈중 아이들은 글리신이라는 혈중아미노산이 600~700을 유지하는데 현우는 너무 먹지 못해 139로 뚝 떨어져 있었다. 아미노산 분석 결과를 볼 때마다 글루타민을 제외한 모든 아미노산이 바닥 상태이기에 이렇게 살아 있다는 것이 기적 같은 생각이 들었다. 다행히도 헤모글로빈 수치는 조금씩 올라가고 있었다. 이제 헤모글로빈이 9.1로 전보다는 나아졌지만, 빈혈이 동반되어 오는 흐르는 땀은 여전했다. 아미노산 결과는 여전히 심각한 영양실조였다. 엄마는 여전히 무서워서 분유 자체를 많이 먹이지 못했다.

3월 29일, 감기 증세가 있어서 약을 처방을 했다. 다행히 혈액 암모니아, 콩팥 기능 모두 정상이었다. 프로피온산혈증은 대사적으로 프로피온산이 대사되지 않은 채 지속적으로 올라가고 또한 장내 박테리아에 의해 프로피온산이 합성되기 때문에 평소에 장내 박테리아에 대한 치료를 한다. 현우는 남보다 배가 늘 불러 있어 장 박테리아 조절을 하기 위한 후라시닐을 투여했다.

4월 20일, 퇴원한 지 한 달 만에 현우는 잘 먹지 않고 심하게 보채서 청주의료원 개방병원에 다시 입원을 했다. 아이는 아무리 달래도 계속 울어대며 먹지도 않았다. 다행히 토하지는 않았지만 양쪽 귀의 중이염이 심하여 터질 지경이었다. 가뜩이나 늘 영양 부족 상태인데 중이염으로 인한 통증은 밤새도록 아이를 고통스럽게 했다. 정맥주사로 항생제를 투여하고 전해질 포도당 수액에 필수아미노산 투여를 우선 급히 추가하여 경과를 지켜보았다. 다행히 아직 고막이 터지지는 않은 상태라 귀로 고름이 나오지는 않았다. 이틀이 지나면서 겨우 설 잠을 잘 수가 있었다.

5월 12일, 현우는 8개월이 되었다. 워낙 심하게 곪았던 중이염은 좀처럼 가라앉지 않고 현우를 괴롭혔다. 항생제를 쓴 지도 3주가 넘었지만 왼쪽 고막은 곧 터질 지경으로 부풀어 올랐다. 제대로 잘 먹지 못하고, 감염 때문에 대사 상태가 계속 악화되었다. 그래도 현우 엄마는 항생제만 처방받아 돌아갔다. 5월 28일, 중이염이 한 쪽에서 다른 쪽으로 다 번지고 부비동염과 폐렴으로 진행되어 열이 먹는 약으로는 조절이 되지 않아 청주의료원 개방병원에 입원을 했다. 폐렴까지 와서 기침, 가래가 심하고 양쪽 고막이 심하게 부풀어 올랐다. 아미노산 검사 결과, 단백질이 너무 제한되어 아미노산 수치가 낮아 프로피온산혈증의 특징인 글리신이 105~240으로 병이 없는 정상인 사람보다 낮았다. 엄마가 무서워서 단백질을 먹이지 못한 데다가 열이 나서 전혀 먹지 못한 게 문제였다.

6월 1일, 아직 양쪽 고막이 완전히 낫지는 않았으나 통증은 호소하지 않았다. 김숙자소아과를 통해 늘 청주의료원 개방병원을 이용하여 아이를 치료했으나, 6월 4일부터 청주 소아병원으로 소아과 의사 4명이 공동 개원하여 입원 치료가 가능하게 되었다.

6월 13일, 새벽 3시경에 전화가 왔다. 아이의 상태가 갑자기 나빠져서 아빠가 현우를 데리고 오겠다는 거였다. 목의 임파절이 부풀어 오르고 양쪽 귀에 중이염이 심하며 혀와 입 점막은 하얗게 아구창으로 덮여 있었다. 게다가 소변에는 염증까지 겹쳐서 열이 40도를 넘었다. 면역결핍증이었다.

세균 감염이 있으면 정상인 사람은 백혈구 수치가 올라가 감염과 대항을 하지만 현우는 프로피온산이라는 유기산 독성물질이 골수에 혈액 생성을 억제시켜 오히려 백혈구 수치가 떨어져 병에 대한 저항력이 심하게 감소되었다. 더구나 반복되는 중이염, 부비동염, 폐렴으로 항생제 사용 기간이 길어지고 음식 섭취가 극도로 불량해져서 현우가 죽을까 봐 걱정이 될 정도로 위급해 다시 병원에 입원시켰다. 영양실조로 인해 기저귀 발진이 심해서 기저귀를 갈 때마다 아파서 울어댔다. 현우가 아파서 밤새 보채면 나도 잠을 제대로 잘 수 없었다. 다행히 3일이 지나 열이 내리고 변이 묽어졌다. 항생제, 항바이러스제, 항진균제가 치료에 동원되었다. 소변으로 백혈구는 나오지만 소변 배양 검사는 균이 자라지 않았다. 5일간 입원 치료 후 현우는 음식을 먹을 수 있게 되었다.

6월 27일, 현우 아빠가 현우를 데리고 병원에 오셨다. 현우는 여전히 헤모글로빈이 8.8에서 9.4로 빈혈 상태를 벗어나지 못하고 있기에 입원을 시켰다. 코가 막히고 기침과 가래가 심하였다. 아기를 엄마 품에 안긴 채 '네뷸라이저' 치료를 받았고 입 안이 헐었으나 먹는 것은 비교적 양호하고 콧물과 가래는 계속되었다. 소변을 볼 때 힘을 주고 보채며 고름 같은 소변을 봐서 소변 배양 검사를 시행했다. 소변에 대량의 대장균이 배양됨이 확인되어 요로 감염 치료로 항생제 투여를 시작했다. 하지만 반복되는 폐 감염으로 감기만 걸리면 기침을 하고 색색거려 천식 증세와 같이 기침이 심하고 호흡이 답답했다. 그리고 기침할 때마다 거의 대부분 먹은 약을 다 토해내어 약 먹이는 것조차 어려움을 겪었다.

7월 11일, 현우 아버지가 황급히 현우를 데리고 내려왔다. 초여름 날씨에 열은 없었으나 기침을 계속 하고 목에서 그렁거리는 소리를 내며 호흡이 힘들어 계속 보챘다. 흉부 X-선 소견 상 폐렴이 있었다. 암모니아가 225(정상은 60 이하)로 매우 높았다. 포도당 전해질 수액과 암모니아를 내리는 약물 투여로 그날 저녁쯤에 암모니아는 61로 바로 조절되었다. 그러나 혈장 아미노산 검사 결과 프로피온산혈증 때 대사가 되지 않는 글리신이 554로 높고 필수아미노산인 발린, 이솔루신, 라이신 모두 너무 낮아 응급 보충이 필요했다. 또한 숨을 쉴 때 호흡 곤란이 심하여 코가 벌렁거렸고 숨소리는 쌕쌕거리는 소리와 수포음이 들려 눕기조차도 힘들어 했다. 입원을 한 지 5일이 지나서 가래 끓는 소리가 잦아들고 쌕쌕거리는 소리가 없어지면서 입으로 먹는 것이 약간 늘었다.

11월 18일, 현우가 태어난 지 15개월 째 되는 날 다시 병원에 왔다. 며칠 전부터 감기 증세가 보이더니 잘 먹지를 않는다고 했다. 진찰을 해보니 숨소리에 수포음이 들리고 X-선상 폐렴이 심했다. 숨이 차고 쌕쌕 거리면서도 가래가 심하게 끓어 잘 눕지도 못했다. 헤모글로빈이 10.4로 더 좋아지지 않았으나 소변 검사는 깨끗했다. 입원하여 3일간 항생제 투여로 치료를 하는데도 중이염으로 합병증이 생겼다. 아이가 병을 제대로 이기지 못하는 것 같아 감마글로블린 면역 주사를 투여했다. 필수아미노산 보충을 늘리고 일반분유를 7g 정도 늘리도록 하였다. 현우가 먹는 모든 음식은 단백질을 계산하고 일반분유와 특수분유를 배합해야 한다. 그 맛 없는 메디컬 푸드를 언제까지 먹어야 하는지 기약이 없었다.

2005년, 두 돌 지나 라면을 조금씩 먹기 시작한 현우

1월 1일, 이제 16개월이 되어 이유식을 해야 할 나이가 되었다. 무서워서 아무 음식이나 먹을 수 없기에 밥을 조금씩 먹이기 시작했다. 세상에 태어나서 보통 사람들이 먹는 음식을 마음 놓고 많이 먹지 못해 안타깝지만 또 아파서 입원할까 봐 늘 조마조마했다. 정상인 아이들은 이때 잘 걸어 다닐 수 있지만 현우는 아직 혼자 걷지 못하고 기어 다니는 정도였다. 그러자 아이 엄마는 현우가 태어나자마자 혈액 암모니아가 높아서 받은 뇌손상 때문이 아닌가 걱정했다. 그래도 겨우 '엄마'라는 소리를 해주어 다행이었다. 중이염 때문에 항생제를 사용했다. 밥보다 항생제를 더 먹는 것은 아닌가 걱정이 되었다.

2월 19일, 몸무게는 12kg, 키는 80cm, 머리 둘레는 48cm였다. 걸음은 여섯 발자국 정도 걸을 수 있지만 자주 넘어졌다. 말은 아직 옹알이 수준이고, 의미 있는 말은 아니지만 그래도 엄마와 진지한 대화를 하는 것 같은 자세였다. 먹는 것이 평소보다 많이 줄었고, 특수분유는 꼭 먹여야 한다는 강박감 때문에 현우 엄마는 현우에게 거의 강제로 야단치며 먹이고 있었지만 억지로 먹이는 데에는 한계가 있었다.

3월 23일, 날씨는 봄이지만 그래도 추운 날이 더 많은 3월인데 현우는 3일간 대변을 한 번도 보지 않고 지속적으로 구토만 했다. 눈은 푹 꺼졌고, 다크서클이 있어 눈 주위가 어두웠다. 입은 마르고 갈라지고 혀는 마치 수건처럼 말라 보였다. 배는 먹지 못하고 토하는데도 빵빵하게 불러 있고, 금방이라도 잘못 될 것 같은 위험스러운 증세에 엄마는 현우를 안고 달려왔다. 그렇게 주사 맞는 것이 두려워서 커다란 눈에는 눈물이 가득 고인 채, 현우는 어쩔 수 없이 탈수에 대한 응급 전해질 수액 1 : 2 솔루션을 맞고 소변을 본 후 10% 포도당 전해질 수액을 맞았다. 암모니아가 136으로 증가했고 총 단백질이 7.7로 평소보다 증가했으나 콩팥 수치가 14로 정상이었다. 체중과 키, 머리 둘레가 모두 평균치였다. 현우가 응급상황에서 벗어나자마자 바로 그 다음날 약을 한 달 분을 가지고 퇴원을 했다. 조금 더 입원을 하면서 아이의 몸이 안정권으로 들어서기를 기다릴 필요가 있었지만 어른들의 생활도 있으니 할 수 없었다.

5월 30일, 봄이 왔지만 현우네 집에는 그걸 느낄 여유가 없었다. 늘 하듯이 포도당 전해질 수액주사를 또 맞았다. 보통 사람도 먹지 않으면 지방을 에너지로 사용할 때 케톤이 생기지만 프로피온산혈증 아이들은 사소한 바이러스 감염이나 먹지 않는 것만으로도 케톤증에 빠지고 혈액이 산성으로 변한다. 다행히 암모니아는 63으로 정상이었고, 수액을 맞아서 콩팥의 탈수 수치와 혈액 가스가 정상이었다. 또한 헤모글로빈은 전보다 나아지기는 했으나, 아직 한 번도 정상으로 도달하기도 전에 제대로 먹지도 못하면서 또 피를 뽑아야 하는 악순환이 계속되어 이번에 헤모글로빈 수치는 10.6으로 약간 빈혈이 있었다.

6월 4일에 또 병원에 왔다. 며칠째 먹지 않고 구역질을 하여 병원에 왔을 때는 이미 편도선에 심하게 염증이 생겨 부어 있었다. 왼쪽 귀도 또 중이염이 생겼다. 빈혈 때문에 항상 철분제를 투여하지만, 먹지도 못하는데 아플 때마다 뽑아내는 피도 문제였다. 최소한의 피를 뽑는다고 해도 먹지 못하는 상태에서 회복할 시간을 주지 못하는 게 안쓰러웠다. 3일간 수액과 항생제, 대사치료를 하고 인천으로 돌아갔다. 집으로 돌아가면서 현우 엄마는 "다시는 병원으로 오지 않고 살았으면 좋겠어요" 했다.

8월 13일, 현우는 두 돌이 되었다. 체중은 12.7kg이었고 칼로리는 하루에 1200kcal를 섭취했는데 맘마아이큐 일반분유와 MPA 특수분유를 복용하였고 300kcal는 밥에서 섭취했다.

9월 15일부터 25일까지 현우는 다시 입원했다. 입원하기 전 3주나 기침과 중이염으로 고생하다 호전되지 않아 결국 내려오게 된 거였다. 양쪽 고막이 터질 지경으로 중이염이 심했고, 부비동염이 있어 코로 숨을 쉬지 못해 입을 벌리고 숨을 쉬었다. 게다가 폐렴까지 겹쳐 쉴 새 없이 기침을 하고 양쪽 콧구멍이 벌렁거리며 몸은 고열이 심했지만 손발은 창백하여 얼음장처럼 차가웠다. 코가 차서 피 순환이 되지 않기 때문에 양쪽 눈 아래는 다크서클이 생겼다. 아이는 전혀 먹지 못하고 입은 말라 있었다. 치료를 받은 지 며칠이 지나서야 현우는 라면을 조금씩 먹기 시작했지만 그 외에는 관심이 없었다. 영양분을 수액으로 보충을 해서인지 혈액아미노산 검사 결과 모처럼만에 필수아미노산이 부족하지 않은

게 확인되었다. 대신에 단백질 섭취 때문인지 글리신이 정상인 사람의 두 배 올라갔다. 또한 아플 때마다 케톤이 소변으로 빠져나왔다.

그런데 현우가 아파도 어느 때부턴가 현우 아빠가 동행하지 않았다. 가끔 술에 취한 목소리로 전화를 해선 현우 상태를 확인하고는 잘 부탁한다는 말만 하였다. 대신 현우 엄마가 현우를 데리고 다녔다. 현우는 초기에 대응하지 못해서 뇌손상으로 인해 발달이 늦기 때문에 시간이 나는 대로 재활치료에 전력을 다했다. 현우 아빠는 알코올중독이라고 했다. 병원에서 초기에 현우의 대사질환에 대응하지 못해서 뇌손상과 발달장애를 가져왔다고 생각하여 소송을 하였지만 패소하여 상심했던 것이다. 현우와 같은 아이를 둔 엄마들은 울음을 달고 살지만 현우 엄마는 절대로 울지 않았다. 비록 눈물은 보이지 않았지만 속으로는 통곡하고 있을 일이었다.

10월 11일, 감기 처방을 받았던 현우는 10월 13일에 다시 왔다. 몸이 축 늘어져 있었고 입술 주위가 푸른 기운을 띠며 아픈 자극에 반응이 없고 숨소리는 천식 때나 볼 수 있는 쌕쌕 소리가 났다. 호흡이 너무 답답하여 코가 벌렁거리고 갈비뼈와 갈비뼈 사이는 공기가 부족하여 숨을 들이쉴 때 공기가 들어가는 것이 아니고 공기가 빠져나가는 것처럼 움푹움푹 들어갔다. 응급으로 측정된 산소 포화도는 정상인은 95에서 98인데 현우는 80도 되지 않고 자꾸 내려갔다. 곧 죽을 것 같은 위기감이 들었다. 보던 환자를 뒤로 하고 현우 옆에 매달렸다. 몸은 만져만 봐도 불덩어리고 손발은 차고 배는 빵빵하게 가스가 차 있었다. 양쪽 귀가 거의 터질 정도로 부풀었고 입술이 찢어져 피가 나올 정도로 말라 있고, 혀는 마른수건처럼 물기가 없었다. 눈은 반쯤 떠서 위로 치켜뜨고 초점을 잃은 상태였다. 생리식염수 수액을 붓다시피 투여하고 해열제는 항문에 넣어 탈수에 대한 응급처치를 시행하였다. 프로피온산혈증 특징인 산에 대해 알칼리를 투여하여 혈액의 산도를 맞추고 산소 공급을 하며 가습기와 기관지 확장제를 호흡기로 투여했다. 열은 계속 오르락내리락하여 해열제를 거의 4시간에 한 번씩 투여해야 했다. 30분쯤 지나서 혈색이 핑크색으로 돌아오고 입술에 물기가 돌았다. 차츰 의식도 또렷해지고 나니 귀가 아프다고 호소를 했다. 지속적으로 콧물이 줄줄 흐르고 목이 아파서 침까지 줄줄 흘리며 먹지 못했다. 또 소변으로 케톤이 나오고 혈액 검사로는 염증 수치가 높아 패혈증 상태였다. 다행히도 아플 때마다 측정한 암모니아는 정상이었다. 탈수가 얼마나 심했는지 수액 치료 5시간이 넘어서야 농축되어 주황색에 가까운 소변이 조금 나왔다. 다행이었다. 치료를 마치고 집으로 돌아갔던 현우는 10월 25일에 다시 비슷한 증상으로 입원을 했다가 퇴원했다.

11월 6일, 아침부터 먹는 대로 모두 토하고는 늘어져서 다시 입원을 하였다. 검사를 해 보니 소변에서 케톤이 나왔다. 응급으로 전해질과 암모니아가 정상인 것을 확인하면서 10% 포도당 수액에 전해질을 혼합하여 정맥주사를 투여했다. 빈혈은 늘 해결이 되지 않고 있었다. 당분간 금식이 필요했다. 이번에도 코가 막혀 중이염까지 오고 폐렴이 왔다. 입원한 다음날부터 구토는 없어지고 소변은 잘 보았다. 수액 요법과 소량의 특수분유를 입으로 투여하기 시작했다. 맛도 없는 특수분유지만 현우한테는 달리 방법이 없다. 평소보다 배가 불러 있었다. 뱃속의 가스가 충분히 배출되지 않아 가슴보다 배가 더 나온 거였다. 다행히 수액 요법과 항생제 치료, 호흡기 치료로 안정을 되찾았으나 현우가 어떻게 될까 봐 조바심이 났다. 현우가 아플 때마다 엄마 혼자 내려와야 하는데 현우 아빠는 여전히 술로 세월을 보냈다.

11월 27일, 아침에 일어나자마자 먹는 대로 토하고 구역질을 하며 입이 바싹 말라 다시 입원을 하게 되었다. 열은 별로 없었으나 소변양이 많이 줄어들고 소변에 케톤이 3+로 많이 높았다. 탈수를 나타내는 신장 수치도 올라갔으나 다행히 암모니아는 83으로 정상을 유지했다. 수액을 맞자마자 몇 시간 후에 입에 침이 돌고 흐렸던 눈동자가 또렷하게 돌아왔다. 소변이 몇 번 나온 다음에 물을 먹였으나 다시 토하여 고농도 포도당수액 투여를 계속 유지하고 있었다. 코가 막혀 축농증은 떠날 날이 없고 열이 나거나 토하지 않으면 엄마는 병원에 가지 않기 때문에 현우가 병원에 올 때는 항상 응급상황이고 위기상황이었다. 어떠한 대책이 필요하여 미리 심하게 아프지 않게 해야 하지만, 생명의 위협만 없어지면 병이 다 낫지 않아도 집으로 돌아가야 하는 가정 형편이 답답했다.

12월 27일, 현우는 28개월이 되었다. 또 먹지 않고 지속적으로 기침을 하면서 열이 났다. 이번에도 폐렴과 양쪽 중이염, 천식이 문제였다. 이번에 더 힘든 것은 먹는 대로 기침을 하다가 모두 토해버렸기 때문이다. 늘 감염이 오면 정상인 사람들은 백혈구 숫자가 증가하지만 현우는 백혈구 숫자가 2900으로 생명이 위험할 정도로 떨어져 있었다. 프로피온산혈중 때문에 대사되지 않는 독성 물질이 골수에 영향을 미쳐 백혈구 형성이 잘 되지 않아 감염이 오면 저항력이 많이 약해져 자주 아프고 잘 낫지 않고 오래 갔다. 6일간 입원을 해서 항생제 치료를 받았으나 아직 폐 사진이 좋아지지는 않았다. 그러나 현우 엄마는 소변에 케톤이 나오지 않고 백혈구 수치가 위험한 고비를 지나자 보따리를 챙겼다.

2006년, 툭하면 췌장염이 와서 입원을 반복하다

새해가 밝아왔다. 새해 소원이 있다면 현우가 좀 덜 아팠으면 좋겠다는 거였다. 4월 6일, 몇 달 동안 소식이 없어서 무소식이 희소식이려니 했는데 나중에 알고 보니 인천에 있는 의원에서 계속 치료를 받고 있었다. 4월에 증상이 심해지자 다시 내원을 하였다. 폐렴과 중이염 때문이었다. 그렇게 수없이 중이염을 앓았지만 고막은 터지지 않고 잘 보존되어 다행이었다. 축농증으로 인해서 코와 귀 사이에 연결되어 있는 '유스타키시관'이 막혀 중이염까지 와 있었다. 현우는 계속 두통을 호소하여 일주일간 입원을 했다.

체중은 14kg으로 조금 늘었지만 여전히 헤모글로빈이 11.2로 정상보다는 낮았다. 컵라면 반 개와 밥 200g, 새우깡 조금이 먹는 게 전부였다. 다행히 암모니아는 40으로 정상을 유지했고, 혈액 아미노산 분석 결과도 비교적 정상을 유지하고 있었다. 종이 한 장을 펴놓고 현우 엄마에게 펜을 쥐어주고 현우에게 필요한 칼로리 계산 방법을 가르쳐 주었다. 4월 9일, 수액 때문에 소변은 잘 보았다. 그런데 오른쪽 폐에 수포음이 들려 폐렴까지 온 것을 알고도 현우 엄마는 집이 걱정되어 퇴원을 서둘렀다.

5월 23일, 일주일 내내 열과 기침이 있어 병원에 다시 왔다. 현우는 발달이 늦기는 하지만 잘 걸어 다니고 재롱도 떨었다. 팔과 다리의 대근육 운동 발달은 거의 정상에 가깝지만 말이 늦었다. 눈치는 말보다 빨라 엄마의 말을 이해하는 것 같았다. 이틀간 입원하여 항생제 투여를 받고 먹는 항생제로 대체한 후 퇴원을 했다. 현우 엄마는 작은 식당 하나를 차렸다고 하였다. 돈을 벌어야 하는데 현우가 너무 아픈 데다 엄마는 식당도 병원도 모두 바빠 정신을 차릴 수 없다고 했다. 날이 갈수록 강한 엄마가 되어가는 것 같았다.

8월 11일, 현우가 세 돌이 되던 날 현우 엄마가 황급히 아이를 안고 병원으로 왔는데 이미 의식이 없어 보였다. 그러나 눈에 불빛에 대한 동공반사는 남아 있었다. 잘 먹지 않아 입원하기 6일 전에 가까운 개인병원에서 치료를 받았다고 했다. 그 당시 현우는 먹어야 될 특수분유를 반 정도밖에 먹지 못했는데 아침 7시부터 갑자기 먹는 대로 5번 정도 토해 버리고 설사가 대량으로 나왔다. 소변은 전혀 나오지 않았고 체온은 정상이었으며 맥박은 정상의 2배인 140번 정도로 뛰고 있었고 입은 종이처럼 말라 있었다. 주사를 찔러도 울지도 않고 아무 반응이 없었다. 쇼크 상태였다. 배는 빵빵하게 가스로 차 있었으나 장의 움직임 소리가 들리지 않고 기저귀 전체를 물 같은 변으로 적셨다. 살아 있는 것이 이상할 정도로 아이 상태가 최악이었다. 수액과 중탄산나트륨 알칼리 치료 등 지속적인 응급치료로 환자 옆을 떠날 수가 없었다. 수액이 들어가면서 맥박수가 약간 줄고 소변을 봤다. 소변으로 케톤이 3+정도로 나왔고 혈당은 44로 너무 낮았다. 모든 전해질과 암모니아는 정상이었으나 콩팥 기능, 탈수 정도, 단백질 섭취량의 지표가 되는 BUN은 높았다. 정상인의 BUN은 20을 넘지 않지만 현우는 46으로 상당히 높았다.

아이가 먹지 못해서 혈액 아미노산 분석 결과는 글리신이 481로 평소의 반 정도밖에 되지 않고 체단백 분해가 올까 봐 걱정이 되었다. 특히 아르기닌이 낮아 뇌 순환에 나쁜 영향을 주고 있었다. 그나마 소변이 나와 안도의 한숨을 돌리려는 순간 현우는 열이 39도가 넘게 올라갔다. 아직 의식이 없어서 좌약으로 해열제를 넣으려고 했으나 현우 엄마가 거부하여 아이를 흔들어 깨워 해열제를 입으로 먹였다. 다음날 아침 9시쯤 열이 많이 내리고 의식이 완전히 돌아왔다. 그러나 기침을 하고 가래가 끓기 시작했다. 수액에는 계속 알칼리를 투여하고 코로 비루관을 삽입한 후 특수분유를 소량씩 주기 시작했으나 바로 토했다. 코로 비루관을 삽입할 때 아이는 악을 쓰고 발버둥을 치고 튜브를 빼려고 기를 썼다. 다시 소량씩 아이가 적응할 만큼 투여하면서 필수아미노산만 하루 3번 튜브를 통해 주입했다. 수액을 계속 유지하면서 특수분유가 들어가고 구토가 진정되어 아이 상태는 차츰 좋아졌다.

다음날 기침을 하면서 현우가 L-튜브를 빼 버렸다. 아이가 고통스러워서 우는데도 어쩔 수가 없었다. 어쩔 수 없이 진정제를 투여해서 아이를 재우고 다시 튜브를 끼웠다. 잠이 들기는 했지만 튜브 때문에 자주 깨었다. 주사를 통해 대사되지 않는 아미노산을 제외한 TPN(비경구 영양 투여)이 있으면 좋겠다는 생각이 들었다. 먹는 아미노산은 큰 탈이 없지만 주사 형태로 만들기는 한국에서는 허가도 나지도 않고 허가가 난다고 해도 제약회사에서 수익성이 없어서 생산하는 곳도 없다. 궁여지책으로 내 나름대로 최소한의 필수아미노산이 포함된 TPN(비경구 영양투여)을 만들어 튜브를 통해 위장이 적응하는 상태를 보아가며 투여양을 서서히 늘려나갔다. 다행히 큰 대사 위기를 잘도 넘겼다. 현우가 아파서 올 때마다 나는 위기상황이다. 집에 가서 잠을 자지 않고 현우가 안정을 되찾을 때까지는 병원에서 지냈다.

8월 15일, 글리신이 807로 다시 올라갔고 발린, 시스틴, 메티오닌, 이소루신, 아르기닌 모두 심각하게 떨어졌다. 8월 16일, 입원한 지 6일째로 불렀던 배가 많이 가라앉았다. 조금씩 토하기는 해도 토하는 것보다 먹는 양이 많은 편이었다. 차츰 먹는 양이 늘고 구토는 완전히 없어졌다. 입원한 지 9일 만에 튜브를 뺄 수 있었다. 아직 수액을 단 채 서서히 밥과 특수분유의 양을 늘려서 평소의 반 정도 칼로리를 유지했다. 음식을 보아도 먹고 싶어 하지 않지만 엄마는 체단백 분해가 올까 봐 강제로 특수분유를 먹였다. 코가 막히고 왼쪽 고막에 물이 차 있었다. 소변 유기산 분석 결과 심각한 케톤과 프로피온산 대사물질이 모두 올라갔다. 이렇게 심하게 유기산대사 검사 이상 소견이 보인 것은 드문 일이었다. 8월 17일, 아미노산 분석 결과 필수아미노산인 이소루신이 정상의 십 분의 일밖에 되지 않아 즉시 부족한 아미노산을 투여하고 일반분유의 양을 늘렸다. 총 칼로리의 모자라는 부분을 설탕으로 채웠다. 현우 스스로 먹을 수 있으나 아직은 식욕이 좋지 않은 상태로 20일 만에 퇴원했다.

8월 28일, 현우가 구토가 심하고 먹지를 않아서 다시 입원을 했다. 글리신이 498로 단백질양이 많이 낮았다. 전혀 먹지 못하고 수액에만 의존하기 때문에 10% 포도당 수액에 전해질을 혼합해서 투여하고 복부팽만은 장내 박테리아를 조절하는 항생제를 사용하여 유지했다. 나트륨이 정상인 사람은 135~140에 비해 현우는 128로 떨어져 있었다. 경련을 일으킬 정도의 심각한 수준이었다. 수액을 통해 전해질을 보충해도 전해질은 지속적으로 낮았다. 더 나쁜 것은 물을 많이 먹어서 체액이 희석이 되고 혈액에 있는 칼륨이 세포 속으로 들어가 칼륨이 급격히 떨어지기 때문에 장의 마비 증세는 더 심각했다. 그래도 다행히 혈액암모니아는 59로 전혀 높지 않았다. 현우 옆에 거의 하루 종일 지새며 전해질을 맞추고, 검사하여 또 맞추며 아이 상태를 확인했다. 차츰차츰 음식물에 적응을 하고 먹기 시작하여 전해질을 교정한 후에 상상을 초월할 정도로 대량의 대변을 본 후에야 배가 갑자기 꺼졌다. 배가 꺼지고 전해질이 안정되었으나 췌장염 수치가 높아져서 나를 더욱 당황하게 만들었다. 충남대병원으로 소화기 전문 선생님과 의논한 후 충남대학 중환자실로 앰뷸런스를 타고 현우를 전원시켜야 했다. 다시 현우는 입으로 전혀 먹을 수 없는 상황에 도달하여 중환자실에서 8일간 보냈다.

현우가 한 살씩 나이를 먹으면서 한 가지씩 늘어나는 대사 위기 때문에 답답했다. 췌장염으로 인한 합병증은 없어서 다행이긴 하지만 대사질환 자체가 췌장염을 이렇게 자주 유발시킨다는 걸 처음 겪었다. 8월 30일, 글리신이 1178로 높았다. 발린은 적당하고 이솔루신은 아직 낮았다. 그러나 다른 아미노산은 비교적 안정된 상태를 보였다.

9월 1일, 글리신이 527로 아주 낮게 잘 유지되어 좋은 소견으로 보이지만 대부분의 필수아미노산 모두가 너무 낮아 아이가 먹지 않거나 먹어도 구토를 하는지 확인이 필요했다. 9월 6일, 췌장염으로 충남대학에서 입원을 하다가 췌장 수치가 정상으로 돌아온 다음 다시 청주로 돌아왔다. 9월 8일, 현우는 음식에 적응이 되었고 가래 때문에 항생제를 투여하면서 인천으로 돌아갔다. 배가 아프기만 해도, 토하기만 해도 췌장염이 악화될까 봐 조마조마했다. 현우를 통해서 대사질환에 대해 많은 걸 깨닫고 배우고 있다.

2007년, 간기능 저하로 병원에서 연말을 보내다

2월 14일, 처음으로 5개월 동안 조용했다. 현우는 태어난 지 42개월이었고 체중은 15kg이었다. 그렇게 아프면서도 현우는 꾸준히 자랐다. 하루에 필요한 칼로리를 1200kcal로 맞추고 밥을 220kcal 정도 주고 특수분유를 131g정도로 계산하여 부족한 아미노산을 이솔루신, 발린 파우더로 보충하는 방법으로 치료를 했다.

2월 16일, 다시 입원하였는데 전신 경련이 관찰되었다. 자고 있던 중에 심장 박동수가 빨라지고 청색증이 관찰되며 산소포화도가 80%로 떨어지면서 양쪽 팔다리에 경련이 1분간 지속되었다. 다행히 뇌파 검사에는 간질파가 관찰되지 않았으나 경련이 간헐적으로 일어났다. 이제 매일 항경련제까지 투여해야 했다. 아침과 저녁으로 항경련제를 투여한 후 더 이상 경련은 일어나지 않았으나 늘 불안했다.

현우는 전보다는 덜 아팠지만 현우의 발달이 늦어서 현우 엄마는 현우의 재활치료를 위하여 동분서주하였다. 그러다가 초여름이 시작되면서 현우 엄마가 또 급히 청주에 오셨다. 한 달이 지나면 현우가 세 돌이 되는 때였는데, 3일 전부터 거의 하루에 7~8번 먹기만 하면 토하고 배에 가스가 차서 빵빵하다고 했다. 혈청 췌장염의 지표인 아밀라제가 정상은 100 이하이지만 현우는 305였다. 모든 백혈구는 급성 염증 분포로 나타났다. 즉시 시행한 복부 초음파 소견상 췌장이 정상인보다 상당히 커져 있었다. 소변의 케톤은 2+정도 증가되었고 다시 측정한 아밀라제는 얼마 되지 않아 455를 넘었다. 수액을 즉시 달고 응급처치를 하고 금식을 해야 했다. 다행히 초음파검사 상 췌장염으로 인한 합병증이 온 것은 아니라 다행이었다. 급히 서둘러서 앰뷸런스를 타고 충남대학병원으로 달렸다. 이송되는 동안에도 끙끙 앓고 있는 현우를 보니 너무 불쌍해 보였다. 어린 아이가 이 세상에 태어나서 이렇게 힘들게 사는 것을 보니 어찌할 바를 모르겠다.

7월 31일, 먹지 못해서 초래되는 심각한 대사 위기 상태였다. 다량의 젖산과 3-하이드록시 프로피온산, 대량의 케톤, 프로피오닐글라이신. 트그릴글라이신, 메틸시트릭이 마치 소나기가 오는 것 같은 피크를 보였다. 아미노산 분석 결과 글리신이 56으로 낮았다. 단백질 섭취량이

적고 다른 필수아미노산인 라이신, 아르기닌도 모두 낮았다. 8일간 충남대학병원에서 입원을 한 후 다시 인천으로 돌아갔다.

　이후 케톤과 프로피온산 대사물질이 증가하면서 대사 상태가 불안정하여 치료를 받았고, 9월 27일에 다시 병원을 찾아왔다. 이즈음에 나는 여럿이 함께 운영하던 병원을 떠나 단독으로 '김숙자소아과'로 열고 있었다. 개원은 했지만 입원실이 없어 옛날처럼 개방병원을 이용하는 방법밖에 없었다. 현우를 다른 병원에 입원 시켜놓고, 아침저녁으로, 때로는 밤 늦게라도 회진을 하였다. 소변으로 대량의 케톤과 3-메틸글루타코닌, 3-메틸크로토닐글리신, 디카르복실산, 티그릴글리신, 프로피오닐글리신, 메틸시트릭 등 몸에 독성이 있는 대사물질이 증가되었다. 아미노산 분석 결과 발린이 20으로 정상인의 5분의 1 정도밖에 되지 않았다. 심각한 영양실조 상태로 응급 투여가 실시되었다. 목숨이 유지되는 게 설명이 안 될 정도로 위기 상황이었다. 9월 30일, 아미노산 검사 결과 모든 필수아미노산이 감소되고 글리신이 536으로 높지 않게 유지되고 있었다. 아플 때마다 췌장 기능 때문에 마음대로 조기 음식 조절을 하지 못하고, 체단백 분해를 막을 수 없어 검사 결과는 크로마토그라피가 마치 소낙비가 오는 것 같은 여러 가지 피크로 유기산 결과지를 가득 채웠다.

　10월 13일, 현우는 퇴원을 하였다가 10월 20일에 다시 입원을 하였다. 필수아미노산이 지속적으로 낮았지만 다행히 글리신은 636으로 잘 조절되고 있었다. 필수아미노산을 응급으로 보충했다.

　11월 12일, 소변유기산 분석 결과, 티로신 대사물질이 증가되어 있었다. 이런 상황은 간기능이 나쁠 때 볼 수 있는 소견이었다. 혈액 아미노산 검사 결과 지속적으로 필수아미노산은 부족하고 암모니아가 올라갈 수 있는 지표가 되는 글루타민과 현우가 가지고 있는 프로피온산혈증 때 증가되는 글리신만 올라갔다. 지속적으로 필수아미노산 공급은 거의 매일 하고 있어도 아미노산 가루로 투여되는 것은 한계가 있었다. 현우는 비슷한 증세로 병원을 자주 오가면서 연말을 보냈다.

2008년, 진통제도 듣지 않을 만큼 극심한 고통이 이어지다

7월 30일, 동료와 함께 문을 연 병원에서 독립하여 '김숙자소아·청소년병원'으로 다시 시작하게 되었다. 내 병원이 있어서 너무 기뻤다. 입원실이 많아 환자를 입원시킬 수 있으니 진료하러 멀리 가지 않아도 되고 아무리 늦은 밤이라도 아픈 아기들을 수시로 볼 수 있어서 좋았다.

현우가 5살이 되던 9월 16일, 모든 것을 먹으면 토하기 시작하여 이틀간 물도 먹을 수 없는 상태에서 다시 입원했다. 그렇게 심하게 아파 보이지는 않았지만 눈 다크서클은 유난히 또렷했고, 배에 가스가 차 빵빵했다. 췌장 효소 아밀라아제가 올라가기 시작하는 것으로 보아 다시 췌장염이 온 것이 확실했다. 10% 포도당을 즉시 투여하고 부비동염에 대한 항생제 치료가 시작되었다. 뱃속에 가스가 많이 차 있기 때문에 가스를 만드는 박테리아에 대한 치료가 이루어졌다. 음식을 보고도 먹을 생각도 못하고 남이 먹는 것을 쳐다만 보고 있었다.

9월 18일, 췌장염이 심해 입으로 먹는 모든 음식이 일시적으로 중단됐기 때문에 혈장 아미노산 분석 결과도 대사가 되지 않는 글리신은 안정될 때보다 2배 이상 올라갔고, 필수아미노산인 발린과 이솔루신, 아르기닌은 너무 낮아 보충을 했다. 배가 좀 덜 아프면서 이제는 먹고 싶은 아이에게 먹지 말라는 지시를 해야 하는 이상한 상황이 되었다. 이번에는 다행히 대학병원으로 가지 않고도 췌장염이 다시 좋아졌다. 현우가 입원할 때마다 증세가 좋아지지만 항상 다 완전하지 않은 상태에서 엄마는 돌아가곤 했었다. 그러나 이번에는 금식을 시켰기 때문에 낫지 않았는데 집으로 돌아간다는 소리를 못하는 것 같았다. 처음으로 병이 좋아진 다음에 퇴원을 하게 되었다.

12월 28일, 현우가 또 병원에 왔다. 이틀 동안 먹는 대로 다 토했다. 부비동염이 있어 코가 심하게 막혀 코로 숨을 쉬지 못하고 입을 벌린 채 숨을 쉬었다. 언제부터인가는 아플 때마다 췌장염을 동반해서 음식을 먹이지 않고 수액에 의지해야 하니 전보다 훨씬 대사질환에 대한 조절이 어려웠다. 이마에 주사를 놓고 탄력붕대로 감아 단단히 반창고로 움직이지 못하도록 고정하였다. 현우에게 수액은 생명이나 마찬가지다. 많은 소아 환자를 보면서도 아이가 죽을 것 같다는 생각은 안하지만 현우는 예외였다. 배는 가슴보다 훨씬 높이 불러 있고, 소변에는 케톤이 3+로 대사 위기가 또 찾아온 것이다. 코에 L-튜브를 꼽아서 위 내용물을 밖으로 배출하는 동안 현우는 구역질을 하며 배가 아프고 목도 튜브 때문에 불편해서 어쩔 줄을 몰라 했다.

통증의 정도는 상상을 초월했다. 일반 진통제도 잘 듣지 않고 그저 지쳐서 자다 깨다를 밤새도록 하였다. 현우 손을 꼭 잡고 옆에 지켜보고 있는 엄마는 뜬눈으로 밤을 새우며 마음을 졸였다. 현우 아빠는 여전히 술에 취해 살았다. 나는 현우가 경련까지 할까 봐 항경련제를 지속해서 투여하고 탈수에 대한 치료를 하였다. 탈수 때문에 사용된 수액이 1500cc가 지나서야 소변을 봤다. 꺼져 있던 눈이 좀 나와 보이고 입술과 혀에 물기가 약간 있어 보였다. 점차 소변이 좀 나오고 빵빵하던 배의

가스가 조금씩 빠져 나왔다. 코에 박았던 호스는 제거했지만 금식을 유지시켰다. 그러다 금식을 풀고 현우가 밥을 먹는 모습을 보다 보면 나도 모르게 입가에 미소가 만들어졌다. 그러면서 '아, 또 한 고비를 넘겼구나' 하고 안도의 한숨이 나왔다. 현우는 병원에서 연말을 보내고 2009년 1월 4일에야 집으로 돌아갈 수 있었다.

2009년, 생명을 위협하는 소변 속의 독성대사물질

4월 18일, 퇴원 후 처음으로 네 달 넘게 조용하더니 결국 다시 입원을 하였다. 가벼운 감기 같은 증세를 보여 가까운 소아과에서 약을 지어 먹였으나 먹는 것마다 토하고 열이 내리질 않자 다시 나에게 데려왔다고 했다. 얼굴은 눈의 아래쪽 가장자리가 검고, 코는 막힌 상태이며 배는 전혀 만지지도 못하게 할 정도로 명치 부위에 압통이 있었다. 글리신과 글루타민이 959로 평소 안정된 상태보다 2배가 높았다. 배만 아프면 췌장염일까 봐 응급 아밀라제 검사를 시행하였으나 다행히도 정상이었다. 장운동이 급격히 떨어지고 탈수 현상이 일어나 혀는 물기가 없이 말라 있었다. 목이 타서 물을 먹으면 먹는 대로 모두 토했다. 먹은 것만 토하는 것이 아니고 노란 담즙이 섞인 물을 토해냈다. 현우는 치료를 받고 5일 만에 퇴원을 하였다.

8월 3일, 또 다시 토하고 배가 아파서 입원을 하게 되었다. 현우는 너무 아파 보였다. 눈에 힘이 없고 늘어지며 졸린 눈빛을 하고 있었다. 복부 통증과 함께 구역질이 나서 먹을 생각은 아예 하지 않고 맥박은 약하며 빠르게 뛰었다. 목에서 용혈성 연쇄상 세균이 배양되고 췌장염의 수치인 아밀라제는 100이 정상인데 317로 올라가 있었다. 글리신이 1147로 올라가 있었고 암모니아 수치와 연관이 되는 글루타민도 969로 정상보다 200 이상 증가한 상태이며 먹지 못해서 필수아미노산이 많이 떨어졌다가 아예 체단백 분해로 인해 아미노산들이 올라갔다. 게다가 전해질도 엉망이었다.

생리식염수와 포도당, 전해질 수액을 섞어서 정맥으로 투여한 후에 칼륨을 투여하고 반복해서 전해질 검사 결과에 따라 수액 치료를 했다. 소변도 언제 봤는지 모르겠고 소변도 보지도 않았는데 칼륨이 너무 떨어졌다. 몸에 물이 너무 부족하면 소변양이 줄고 급기야는 소변을 아예 보지 못하는 신장 기능 부전으로 진행될 수 있었다. 수액 후 소변 배출 전에는 칼륨을 섞을 수가 없어 오렌지주스에 칼륨을 타서 강제로 먹였다. 몇 번 반복해서 칼륨이 섞인 오렌지주스를 먹이고 소변을 본 후에 비로소 정맥 수액에 칼륨과 나트륨을 유지 용량에 두 배를 투여하였다. 그런 다음 다시 전해질을 맞춰주기 위해 수액에 10% 포도당과 전해질을 혼합하여 투여하면서 현우의 상태를 지켜보았다.

시간이 지나면서 의식은 다시 돌아왔으나 배가 아파 힘들어 했다. 저녁 11시 정맥주사를 다시 꼽고 탄력붕대로 팔다리를 움직이지 못하도록 잠시 묶어 두었다. 그리고 L-튜브를 통해 코에서 위까지 특수분유를 두 수저(10g) 정도 주사기로 밀어 넣었다. 오후 3시 경에 다시 한 번 관장을 시켜 장내에 가스를 제거하려고 시도했고 수액에 장내 박테리아 조절을 위해 메트로니다졸을 지속적으로 유지량을 투여했다. 밤 11시, 현우는 여전히 힘이 없어 보였고 복통이 심하게 올 때면 요동을 쳤다. 또 주사 줄을 방심하는 사이에 뽑아버렸다. 밤새도록 뽑고 또 찌르고 여러 번 반복을 하였다. 저녁 9시가 넘어서 다시 확인한 검사 상으로, 아직 나트륨이 126으로 충분하지 않았고 다행히 칼륨은 3.6으로 유지되면서 장의 움직임을 느낄 수 있었다. 칼륨이 떨어지면 장에 마비가 오기 때문에 뱃속에서 장소리가 들리는 것은 희소식이었다. 새벽 3시경에 MPA 특수분유를 15g 정도 투여했는데 구토 없이 비교적 잘 잤다.

췌장염이 걸리면 공복 상태를 유지하여야 하지만 현우의 경우 더 이상 지체할 수가 없었다. 칼로리를 맞추기 위해 지방을 사용하면 그 지방이 현우가 대사가 되지 않는 상황이 된다. 프로피온산혈증은 단백질 네 가지와 불포화 지방산 모두가 분해가 되지 않기 때문에 극한 상황에 소량을 조금씩 주더라도 늘 불안했다. 수액으로 통하지 않고 주는 가루로 된 TPN이 그래도 안전한 편이었다. 서서히 복수가 빠지고 대변도 나오기 시작했다. 췌장염이 오는 동안 암모니아가 높지 않아서 다행이었다. 췌장염으로 인한 통증은 생각보다 비교적 조절이 되는 편이었다. 유기산대사질환으로 오는 췌장염은 다른 췌장염에 비해 대사 상태가 조절되면 비교적 회복이 빠른 것이 다른 환자의 췌장염과 확실히 달랐다. 현우는 입원한 지 8일 만에 특수분유 120g을 평소대로 먹고 밥도 600g 정도 먹을 수 있었고 과자, 포도주스, 오렌지주스를 정말 맛있게 먹었다.

9월 25일, 현우는 6살이 되었다. 그렇게 심했던 대사 위기를 넘기고 한 달이 지날 즈음, 겨우 한숨을 돌리는가 싶었는데 현우는 다시 토하기 시작했다. 이번에도 또 췌장 수치인 아밀라제가 558(100 이하가 정상)로 올라갔고 탈수가 심했다. 또한 소변에 케톤과 단백뇨가 나왔다. 탈수로 인해 신장 기능 수치가 단백질을 먹지 않기 때문에 낮아야 하지만 18 정도로 높았다. 이번에는 중추신경계에 심각한 영향을 준 것 같다. 발바닥을 들어서 자극을 주면 발이 달달 떨리는 간대성 근경련이 보였다. 무릎을 살짝만 쳐도 심부건반사가 심하게 증가되었다. 아마 지난

달에 심한 대사 위기 때 생겼던 뇌장애가 아닌가 싶다. 늘 그랬듯이 응급처치는 수액으로 탈수를 해결하고, 전해질을 맞춰 주고, 고농도 포도당과 아미노산 가루로 필수아미노산을 맞춰주고, 단백질 분해에서 단백질 합성으로 대사 상태를 유도해주는 인슐린 투여는 치료에 가장 기본이 되었다. 모든 전해질이 바닥을 쳤다. 땀이 비 오듯 흘러내려 현우의 피부는 소금이 지속적으로 배출되는 데다, 먹지 못해서 떨어지고, 토해서 떨어지고, 먹어도 소변으로 많이 빠져 떨어지고, 대사 상태를 동화작용으로 돌리기 위해 사용되는 인슐린을 써서 떨어지고, 어느 것 하나 불안하지 않은 것이 없었다.

　11월 18일, 날씨가 쌀쌀한 아침에 현우는 심각한 상태로 우리 병원에 내려왔다. 현우는 감기에 걸린 듯싶었다. 기침을 끝도 없이 하고 숨소리는 쌕쌕거렸다. 알칼리에 대한 투여가 시급할 정도로 혈액이 산성으로 바뀌었다. 입맛이 없어 어차피 먹고 싶지 않지만 엄마의 강요로 먹다가 토하더라도 먹어야 했다. 응급 수액이 투여되고 전보다는 빨리 소변을 보았다. 탈수도 비교적 빨리 조절되었으나 전해질 불균형은 유난히 심했다. 다행히 이번에는 췌장 수치는 비교적 안정되었지만 암모니아가 180~263으로 높았다. 목에 편도선도 부어 용혈성연쇄상세균에 의한 패혈증까지 겹쳤다. 폐가 나빠 항이뇨호르몬의 분비로 인해 전해질 중에 나트륨이 유난히 떨어져 있었다. 폐렴에 천식 기운도 있어 답답한 숨을 몰아쉬느라 밤잠을 이루지 못했다. 숨도 마음 놓고 쉬지 못하는 현우의 생활에다 소변으로 빠져나가는 독성대사물질은 여전히 현우의 생명을 위협했다. 전과는 달리 전해질과 수액을 정맥을 통해 치료하기도 했지만 부족한 것을 과일주스에 타서 마시게 했다. 기침 때문에 토하더라도 열심히 먹였더니 주사로 교정되는 것보다 효과가 훨씬 빨랐다. 천식 때문에 기관지 확장제를 사용하고, 폐렴 때문에 항생제를 사용하고, 장내 세균조절을 위해 메트로니다졸을 사용하여 대사 위기를 모면했다. 다시 좋아져서 퇴원을 하여도 언제 또 돌아올지 불안했다. 더욱이 새해엔 초등학교에 입학을 하기 때문에 더 걱정이 되었다.

2010년, 특수분유와 음식 관리로 치료 기간이 단축되다

4월 3일, 벚꽃이 한창 피기 시작할 무렵 현우는 다시 병원에 왔다. 진찰을 해보니 목이 빨갛게 부어 있고 복부는 팽만해 있었다. 상복부 동통이 심했고 암모니아는 올라가지 않았지만 췌장염이 동반되었다. 췌장 수치가 252나 되었다. 이제 요령이 생겨서 금식하는 기간도 줄어들고 조기에 아미노산 가루를 투여하여 필수아미노산은 부족하지 않도록 대책을 세우니 아이가 빨리 회복했다. 구토가 있던 첫날은 구토로 인해 음식을 전혀 먹을 수가 없었으나 그 다음날부터는 음식물은 먹지 않아도 아미노산 가루에 소량의 특수분유를 섞어 금식시키지 않고 시간마다 10cc 정도 먹게 했다. 이런 치료가 췌장염이 회복하는 데 훨씬 도움이 되고 음식 섭취를 빨리 할 수 있어서 대사적으로 안정을 찾는 데 많은 도움이 되었다.

5월 19일, 6세 8개월이 된 현우는 이제 몸무게가 20kg를 넘었다. 현우는 이삼 일 전부터 감기 증세가 있는 것 같더니 소화가 되지 않고 또 토하기 시작하여 다시 병원에 왔다. 설사도 없이 배는 아프고 구토가 심했으며 전혀 입으로 물도 먹을 수가 없었다. 얼굴은 창백하고 입술과 점막은 말라 있었다. 눈 밑에 다크서클이 있고 코가 막혀서 입으로 어렵게 숨을 쉬었다. 겨우 빈혈에서 벗어나는가 싶었지만 다시 헤모글로빈이 9.8로 떨어졌다. 또 췌장 수치인 아밀라아제가 올라가고 있었다. 그러나 전에 비해 아주 심하지는 않았지만 대신에 암모니아가 193(정상은 60 이하)으로 올라갔다. 소변 유기산 검사 상 소량의 케톤과 프로피온산 대사물질이 나오고 있었다. 아미노산 검사 결과 글리신만 907로 약간 증가했으며 모든 아미노산이 떨어져 영양 상태가 심각하게 나쁘다는 것을 알 수 있었다. 다행히 수액 치료를 받고 탈수에서 서서히 회복하고 있었다. 4일간 입원한 후 퇴원을 하였는데, 이게 우리 병원에서의 마지막 진료였다.

퇴원 후 며칠 지나서 현우는 신종 인플루엔자에 감염되어 서울의 S병원 중환자실에서 격리 치료를 받았다. 이때에도 현우 아빠는 술만 마시고 있었다. 아이의 생사가 오가는 시점에서도 와보지도 않는 걸 보면서 현우 엄마는 마침내 이혼을 하였다. 다행히 현우는 회복이 되어 퇴원을 하였다. 그 무렵부터 현우 엄마와 현우는 더 이상 청주에 오지 않았다. 아플 때마다 S병원으로 갔고, 진료비 지원을 받아 본인 부담 없이 치료를 받을 수 있었다.

2011년, 인공호흡기 의존도 줄이려 노력하다

10월 23일, 현우는 S병원 중환자실에 입원을 하였다. 현우 엄마가 보내준 의무 기록지 사본을 통해서 현우의 상태를 짐작할 뿐이어서 답답하고 안타까웠다. 그러던 어느 하루, 현우를 보기 위해 일과를 모두 미루어 놓고 S병원 중환자실로 향했다. 현우는 인공호흡기를 단 채 자고 있었다. 담당의사가 현우의 흉부 X-선 사진을 보여주었다. 폐 실질 조직이 별로 없는 사진을 보고 아이가 어떻게 살아갈까 걱정이 되었다. 공교롭게 현우 엄마가 잠깐 병실을 비운 때라서 현우에게 필요한 아미노산 가루를 중환자실 간호사에게 맡기고 다시 청주로 돌아왔다. 의무기록에 쓰여 있는 내용으로 볼 때 현우 상태는 아래와 같았다.

2011년 10월 20일, 현우가 토하고 약간 늘어져서 인하대병원 응급실에 가서 수액 치료를 받았다. 응급실에서 시행된 암모니아는 114로 정상보다 약간 높았고 혈액 검사 상 헤모글로빈이 10.3으로 빈혈이 있었으며 전해질과 혈액가스는 모두 정상이었다. 전에는 전해질 수액을 맞으면 상태가 좋아져 음식을 먹거나 집으로 갈 수 있었는데 그 당시에는 수액을 맞았는데도 오히려 힘이 없고 늘어지는 편이였다. 엄마는 특수분유를 조금씩 먹이기 시작했다. 10월 22일, 인하대병원에서 현우는 수액을 맞고 있는 도중 특수분유를 먹으면 토하고 밥은 약간 먹을 수 있었으나 점점 늘어지는 양상을 보였고 간간히 일어나서 부르는 말에 대답은 했지만 하루에 20시간 이상 잠을 잤다. 혈액암모니아는 294로 증가되었고 헤모글로빈은 9.5로 약간 떨어져 있었다. 아침에 2번 정도 관장을 하였으나 전혀 대변은 나오지 않았다. 혈압은 112-69로 정상이었고 맥박은 125, 호흡은 28, 체온은 37.1도로 정상이었다. 약간의 기침이 있었고 콧물이 흐르고 목에서 가래가 그렁거리며 헛구역질과 구토가 있었다. 많이 아파보이고 몸의 움직임이 떨어졌으며 의식 상태가 둔해 보였다. 전날 잠이 든 후 깨어나지 않아 10월 23일 아침에 S병원으로 옮겨졌다.

프로피온산혈증 환자의 경우 대사 대상부전 상태가 되면 유기산 독성 물질 때문에 골수의 세포 생성 능력이 떨어진다. 열은 지속되고 가장 강한 항생제와 항바이러스, 항진균제를 사용해도 열은 내리지 않았다. 전신패혈증 소견으로 보이지만 혈액 배양 검사는 균이 자라지 않았다. 10월24일, 열이 나기 시작했다. 점점 의식 상태가 나빠져 통증에 대해서 팔다리를 오므리는 정도의 반응만 있었고 전혀 자발적인 팔다리의 움직임이 없었다. 그러나 빛에 대한 동공반사는 있었고 다리를 들어서 자극을 하면 떨리는 간대성 근경련 소견이 관찰되었다. 바빈스키 반사는 양성인지 음성인지 확실하지 않았다. 뇌염과 폐렴이 의심되었다.

10월 25일, 호흡이 갑자기 가빠지고 탄산가스의 교환이 안 되어 기관을 기도에 삽입하는 도중 얼굴에 청색증이 오고 심장박동수가 떨어져 1분 정도 심장 마사지를 시행했다. 심장 마사지 후 심장의 리듬은 정상으로 돌아왔으나 X-선상 폐가 완전히 하얗게 변했으며 혈액 탄산가스가 증가되었다. 상황이 급해 인공호흡기로 호흡을 유지했다. 인공호흡기를 사용한 후 열이 나기 시작했다. 혈액에 패혈증 수치는 정상인 사람은 0.2이지만 현우는 25로 증가되어 다시 인공호흡기의 압력과 호흡 횟수를 높였다. 열은 지속되면서 인공호흡기의 압력은 점점 더 높아져만 갔다. 결핵, 곰팡이 그리고 바이러스에 대한 검사가 모두 정상으로 나왔으나 마이코플라스마 폐렴균에 대한 검사는 양성이었다. 심장 초음파(ECHO) 사진 상 약간의 심장의 삼첨판막 역류가 있을 뿐 정상이었다. 인공호흡기의 압력을 지속적으로 조절하면서 항바이러스제, 3세대 항생제를 현재 국내에서 생산되는 가장 강한 것으로 투여되었고 곰팡이에 대한 약도 투여되었다.

급성호흡기증후군, 폐부종, 원인불명의 폐렴, 패혈증 등의 진단명이 나왔으나 정확한 원인은 밝혀지지 않았다. 현우는 숨이 가쁘고 탄산가스가 쌓이며 심장이 느리게 뛰고 폐의 산소 교환 능력이 떨어져 청색증이 오는 증상이 반복적으로 나타났다. 그리고 기관 삽입도중 다시 청색증과 심장 서맥이 나타나 심장마사지 시행 1분 후에 다시 돌아왔다. 인공호흡기의 조절기를 낮추고 점점 줄여가고 있으나 다시 열이 나면서 패혈증 수치(CRP)가 올라갔다. 모든 분비물, 혈액 배양 검사는 정상이다.

10월26일, 열이 있었으며 기관 삽입과 수면제로 '림다'를 사용하였다. 빛에 대한 동공반사는 정상이었으나 발을 굽혔을 때의 떨림이 양쪽에 있었다. 산소포화도가 90%로 떨어져 있었고 혈압이 70/30으로 떨어지며 맥박 수는 130으로 올라가 있었다. 패혈증으로 인한 쇼크와 뇌부종 그리고 늑막에 물이 차 있었으며 혈액의 모든 세포수가 다 떨어지고 혈당은 높아서 췌장염이 의심되었다. 혈압 유지가 되지 않아 도파, 에프네프린 등 혈압상승제를 사용하고, 인공호흡기로 호흡을 유지하면서 폐에서 물을 뺄 계획을 세웠다. 뇌압이 올라간 원인이 확실하지 않아 3세대 항생제 세포탁심과 반코마이신을 사용했으며 바이러스를 위한 아시클로바를 사용했다. 마이코플라스마 폐렴균에 대한 양성 반응이 있어 아지스로마이신 항생제가 처방되었다. 심장 기능의 유지를 위해 약물을 최대한으로 투여하는 데도 불구하고 혈압이 유지되지 않았다. 감염에 대한 항생제와 항바이러스제를 투여하고 있으나 이미 면역력이 많이 떨어진 상태로 폐에 물이 차서 인공호흡기 모듈을 최대로 유지하고 있으나 산소포화도 및 이산화탄소 수치 등이 좋지 않았다.

상태가 너무 나빠지자 의사는 보호자에게 아이의 상태가 매우 위험하다고 알려 주었다. 늑막에서 채취된 액체에서 적혈구와 백혈구가 증가되어 있고 당과 단백질 모두 증가된 소견으로 보아서 늑막의 염증 소견이 의심되었다. 항경련제도 지속적으로 투여했고 인공호흡기는 계속 유지하고 있었다. 병을 이길 수 있는 저항력도 없고 병을 이길 수 있는 영양섭취도 이루어지질 못하고 먹지 못해서 투여되는 포도당은 당뇨병을 악화시키고 칼로리를 맞추기 위해서 투여되는 정맥용 인트라리피드는 불포화 지방산이라 현우가 대사되지 않는 또 하나의 성분을 투여받게 되는 것이다. 주사를 투여하지 않을 수도 없고 투여하면 더 나빠지고 진퇴양난 상태이었다.

10월 27일, 인천에서 S병원에 응급으로 이송된 지 4일이 되었다. 열이 지속적으로 내리질 않고 얼굴은 퉁퉁 부어 있는 상태였으며, 해열제와 수면제를 계속 사용하여 재우는 상태였다. 동공반사는 정상이었고 발목의 떨림은 남아 있었으며 복수에 물이 지속적으로 차 있었다. 혈압은 100/60정도로 유지되어 있으며 산소포화도는 97%를 유지하고 있었다. 백혈구와 혈소판 숫자는 평균치에 비해 낮았다. 그리고 전해질의 균형이 깨어져 나트륨은 124로 많이 떨어져 있었으며 칼륨, 염소, 이산화탄소, 마그네슘, 칼슘, 알부민 모두 저하되었다. 암모니아는 61로 비교적 잘 유지되어 있으며 간수치가 49와 42로 경계선에 있었다. 혈당은 237로 높았고 콩팥의 기능과 탈수 정도를 나타내는 BUN 크레아틴은 많이 낮았다. 칼슘도 7.5로 떨어져 있었고 요산은 1.3으로 낮았다. 뇌의 부종과 전신부종을 항이뇨호르몬 부적절 분비증후군(SIADH)를 의심했다.

전해질을 교정하고 수액을 TPN으로 시작했으며 높은 혈당은 인슐린으로 조절하고 있었다. 혈압을 지속적으로 유지하기 위하여 도파민과 다른 혈압상승제를 간간히 사용했다. 말초혈액 도말검사는 적혈구 크기가 작고 이상한 형태의 적혈구가 보이면서 혈소판과 적혈구 수가 모두 낮아졌다. 하루가 다르게 계속 나빠지는 현우를 보며 엄마는 숨도 한 번 크게 쉬지 못했다. 인공호흡기에 모듈은 최대로 올려 있는 상태였고 언제든지 심폐소생술이 필요한 상황이 발생할 것을 우려하여 심장마사지, 전기충격기를 사용할 수 있다는 의료진의 설명과 뇌손상의 가능성이 상당히 높을 수 있다는 설명 등 희망은 찾아볼 수가 없었다. 결국 스테로이드 덱사메타손에서 솔루메드롤로 전환하여 하루 2회 투여하였다. 그런데 투여이후, 흉부 X-선 촬영 상 보이지 않던 폐가 전에 비해 많이 호전되었다.

10월 28일, 열의 원인을 확인하기 위하여 골수천자 검사가 시행되었다. 임상적으로 적혈구탐식조직세포병 증세가 의심이 되어 검사를 아산병원으로 의뢰했다. 다행히 아산병원으로 의뢰된 면역 검사 결과는, 일시적인 면역세포기능저하 소견과 함께 자연살생 T세포인 퍼포린 수치도 정상보다 떨어졌으나 일시적인 기능장애로 보인다는 의견을 보내왔다. 특히 프로피온산혈증은 대사질환시 생기는 독성물질 때문에 카르니틴이 감소되어 이런 현상을 초래될 수 있다는 설명이었다. 결국 적혈구 탐식증에 대한 광범위한 면역검사가 이루어졌으나 모두 음성으로 나타났다. 고열과 반복되는 수혈로 인해 저장철만 심하게 증가되었다. 간과 비장은 상당히 부어서 복강을 채웠고 골수의 모든 세포는 빈혈과 혈소판, 백혈구 모두 떨어진 상태를 보였다. 또한 먹지 못해서 투여되는 포도당 수액과 지방 수액 때문에 중성지방은 심각하게 증가되었다.

10월 29일, 면역주사를 투여 받은 후 열은 38도 정도로 떨어졌으나 얼굴은 심하게 부어 현우의 얼굴을 잘 알아볼 수 없었다. 프로피온산혈증 대사질환과 뇌부종, 혈액성분의 감소, 늑막에 물이 고이고 복수가 차 있었으며 췌장 기능이 떨어지면서 혈당은 올라간 심각한 상태가 지속되었다. 수액은 10% 포도당과 지방을 투여하면서 전해질을 확인하고 출혈에 대한 가능성에 대해서 검사를 하였다. 입으로는 전혀 먹지 않기 때문에 비경구 정맥 수액에 의존할 수밖에 없었다. 반코마이신 항생제와 아시클로버 항바이러스제 메로페넴이라는 3세대 항생제, 마이코플라스마 폐렴을 위한 에지스로마이신이 사용되었다. 또한 헤모글로빈을 유지하기 위해 계속 수혈을 했고 감염 예방을 위해 정맥으로 면역주사를 투여하였다. 혈압이 유지되지 않아 계속해서 혈압상승제를 투여했다. 혈압상승제의 용량을 줄여보려고 노력했으며 항경련제는 기존대로 유지하고 이뇨제도 사용하여 부종을 해소하려고 노력했다. 골수 검사 상 적혈구를 탐식하는 조직세포는 발견되지 않았으나 생명의 기본 지표인 혈압, 맥박, 온도 등 바이탈사인은 비교적 안정되었다. 약물 투여도 용량이 높았고 호흡 유지를 위한 인공호흡기 조절기도 모두 높은 쪽으로 유지되었다. 골수 기능은 회복되지 않고 수혈로 유지를 하고 있는 상태가 되었다.

모든 소견이 극한 상황으로 치달아 심각한 출혈이나 2차 감염이 올까봐 마음을 졸였다. 또한 혈액 질환이 아닌지 확인하기 위해 반복적으로 골수 검사와 혈액 검사가 시행되었다. 임상 경과와 뇌파 이상 소견으로 보아 매우 예후가 좋지 않을 것으로 판단되었다. 매일 들려오는 현우의 소식은 절망적이기만 했다.

11월 1일, 시간은 흘러가고 현우의 극한 상황은 지속되어 또다시 골수 생검이 시행되었다. 항생제, 항바이러스제, 항마이코플라스마약물, 수혈, 수액 치료, 혈압을 유지하기 위한 약물치료, 면역주사, 스테로이드까지 할 수 있는 치료는 모든 치료가 동원되었다. 이렇게 심각한 상황에서 대사질환에 대한 검사는 혈액 암모니아 이외에는 이루어지지 않았다.

11월 3일, 다행히 체온이 37.5도로 떨어졌다. 아산병원으로 보내진 적혈구 탐식증 확인을 위해 시행된 골수 검사가 이상이 없는 것으로 나왔지만 열과 골수세포 감소와 혈액의 중성지방 상승, 저장철 페리틴 증가, 백혈구의 NK세포 능력 감소에 따라 혈구탐식성 조직구 증식증 (HLH)으로 잠정적인 진단명을 사용하였다.

11월 14일, 현우가 S병원으로 옮겨 치료를 받은 지 3주째 되는 날이었다. 혈압은 90 정도로 혈압상승제 없이 안정되었다. 심장박동수는 70~100번 유지하고 산소포화도는 90%이상 유지하였다. 몸무게는 20kg이고 아직도 수면제는 소량을 유지하고 있었다. 이제 좋아지겠지 하며 안심을 한 것도 잠시, 다시 열이 오르기 시작했다. 열이 나면서 현우의 상태는 심각하게 더 나빠졌다.

11월 15일, 호흡이 깊고 빨라져 산소 교환이 떨어지고 탄산가스가 다시 올라가 기관을 삽입하던 도중 심장박동이 멈춰서 심장 마사지를 1분 정도 시행하자 다시 돌아왔다. 사진 상에 나타나는 폐는 거의 대부분 하얗게 변해 있었다. 폐가 그렇게 변했어도 생명이 유지되는 것을 보면 살아 있는 것이 신기하기만 했다. 현우는 매일이 마지막 날처럼 위험해서 현우 엄마는 병원에서 전화만 와도 가슴이 철렁 내려앉는다고 했다.

스테로이드 사용 16일째인 11월 17일, 호흡은 호전되었으나 열이 다시 올라갔다. 다시 스테로이드를 중단할 수는 없고 계속해서 사용하니 염증수치 C단백질은 25.7로 전혀 좋아지질 않았다. 염증 수치인 C단백질이 계속 증가되었다. 인공호흡기 조절기를 최대한으로 높였다. 잠시나마 백혈구와 적혈구 감소에서 벗어나 빈혈도 좋아지고 백혈구도 수가 늘어났지만 오래 가지 않아 다시 균형이 깨졌다. 그렇게 오랫동안 수없이 이 세상에 존재하는 모든 항생제와 항진균제를 다 사용하면서도 균에 대한 배양 검사는 마이코플라스마 이외에는 모두 음성이었다. 치료가 너무 반응이 없어 야속하기도 하고 어떻게 해야 할지 답답하기만 했다. 현우는 프로피온산혈증 대사 위기, 심장 이상, 중추신경계 이상, 폐의 급성 호흡증후군, 폐부종과 원인불명의 폐렴으로 삶과 죽음의 경계를 넘나들고 있었다.

12월 1일, 현우는 여전히 인공호흡기에 의존하고 있었다. 배는 계속 불러 있었고 간은 부어 골반뼈까지 내려와 있어서 손으로 분명하게 만져졌다. 장운동이 떨어지고 시원한 배변이 이루어지지 않았다. 또한 폐부종인지 폐렴인지 알 수 없는 호흡증후군 때문에 모든 배양 검사는 셀 수 없을 정도로 했고 혈액을 투여하는 횟수가 높아 수혈로 인한 저장철은 회복될 기약이 없었다. 모든 지표들이 현우의 목숨이 바람 앞의 등불처럼 위태롭다는 걸 가리켰지만 그럼에도 불구하고 현우의 목숨은 꺼지지 않았다.

오르던 열이 잡힌 건 12월 13일이 되어서였다. 12월 17일엔 오른쪽 늑막에 공기가 차는 기흉 현상이 엑스레이 상으로 관찰되었다. 12월 19일, 다시 흉부 엑스레이가 반복 시행되었고 가래 색깔이 누런 빛을 띄었다. 인공호흡기의 설정은 변함없이 유지되고 전날과 큰 차이는 없었다. 이제 열은 잡혔으나 손과 발의 부종은 지속되었다. 간기능 검사에서 간 수치가 238/114이었고 가장 높은 수치는 458/212로 매우 나빴다. 이렇게 상태가 계속 되어도 암모니아 외에, 얼마나 심각한 유기산 독성 대사 물질이 현우를 괴롭히는지에 대한 검사는 전혀 시행되지 않았다. 암모니아 수치 이외에 유전대사질환에 대한 고려는 없는 것 같았다.

12월 21일, 양쪽 눈알이 빨갛게 충혈되어 있고 간은 여전히 커져 있으며 손과 발 등 사지가 부어 있었다. 또한 의식 상태는 몽롱하고 폐 상태도 좋아지지 않고 있었다. 그러나 열도 없고 인공호흡기도 압력이 비교적 잘 유지되지만 간이 커진 것과 전신부종은 좋아지지 않고 있다. 12월 27일, 충혈 된 양쪽 눈은 변함이 없고 인공호흡기의 설정도 안정된 상태이었다. 간이 커져 간 조직 검사가 시행되었다. 골수 검사, 간 조직 검사, 복수와 심낭에서 물을 뽑아 시행되는 성분 검사, 그리고 배양 검사 등등 몸에서 할 수 있는 모든 검사를 받았다.

12월 30일, 급성호흡곤란증후군(ARDS)이라는 병명 하에 사용되었던 인공호흡기 조절 세트와 스테로이드 양을 점차 줄이고 면역주사를 한 달에 한번 유지했다. 간은 크기가 계속 커져 배와 가슴을 압박했고, 가슴속에 있는 폐는 늘어날 공간이 없고 그나마 폐조직 조차 산소 교환을 해야 하는 폐 실질 조직 자체가 줄어들어 있었다. 뱃속에 공간이 없어 장에 있는 가스가 상부복부에는 전혀 보이지 않고, 모두 밑으로 밀려와 있었다. 간기능 수치는 높아 있고, 간헐적으로 생기는 산소포화도의 감소는 인공호흡기를 조절하면서 관찰하고 있었다. TPN을 쓰고 있으며 TPN에 들어있는 아미노산을 최소한으로 줄여서 주고 있으며 암모니아가 100 이상 올라갔을 경우 TPN 투여를 보류하고 일반 수액에 의지했다.

12월 31일, 혈액 말초 도말 검사 상 적혈구의 크기는 아주 작고 비정상적인 형태의 적혈구가 증가되어 있으며 백혈구 감소, 혈소판 감소 소견이 나타나 골수 검사한 결과 조직구 소견은 4% 미만으로 낮게 나타났고 예상했던 적혈구 탐식 질환은 보이지 않았다. 골수 소견 자체가 프로피온산혈증 때 볼 수 있는 독성물질로 인해 온다고 추정되었다. 골수 생검 소견에선, 모든 세포가 낮았고 특별한 악성세포는 발견되지 않았다. 폐 전체에 수포음이 들리고 배는 팽대되어 있고 간은 단단한 느낌으로 커져 있었다. 간 수치의 이상 소견이 보여 간생검 예정, PT와 PTT 검사가 예정되어 있고, 항 진균제 투여를 지속적으로 올리고 있으며 인공호흡기 의존도를 줄여 보려고 노력을 기울였다.

2012년, 아무 것도 먹지 못하고 수액에 의존해 연명한 3개월

현우는 S병원 입원실에서 새해를 맞았다. 입원한 지 벌써 3개월이 되어갔다. 수면제로 재운 상태에서 인공호흡 중이며 정신은 아직 혼미하였다. 1월 4일, 석 달이 넘도록 입으로 물과 음식을 전혀 먹지 못했기 때문에 정맥으로 들어가는 영양으로는 충분하지 않아 코를 통해 비루관을 삽입했다. 그러나 아직 먹을 준비가 된 것은 아니었다.

간 생검 조직 검사 상 간세포에 광범위한 액포화 소견이 보이며 염증세포가 관찰되고 국소적으로 세포내 갈색 색소가 침착되었다. 이 갈색 색소는 반복적으로 투여한 수혈 때문에 몸에 철분이 축적되어 나타나는 것으로 생각되었다. 3개월 동안 입으로 아무것도 먹지 못하고 수액을 총비경구 수액에 의존되어 계산상으로는 필요한 칼로리가 충분한 것 같지만, 실제 우리 몸에 필요한 성분에는 못 미치기 때문에 어쩔 수 없고 칼로리 부족으로 지방을 주지만 현우에게는 불포화지방 또한 대사가 않기 때문에 현우에게 대사적으로 부담을 주었다. 복부 초음파상 간이 커져 있고 간조직에 에코음영이 증가되어 있다. HLH(적혈구 탐식 조직 세포병)이 의심되어 부신피질호르몬을 사용했지만 그 병을 진단하는 다섯 가지 기준에 전부가 맞지는 않았다. 거의 2개월 동안 부신피질호르몬으로 HLH 2004 지침서를 (11.1~12.28까지) 끝낸 상태였다.

1월 5일, 간조직에 대한 전자현미경의 소견은 간세포에 커다란 지방액포가 발견되었다. 지방간 소견, 몇 개의 글리코겐 덩어리와 미토콘드리아 변성소견이 관찰되었으며 지방액포 주위에 미토콘드리아로부터 유래된 겹겹이 배열된 세포체(lamelated bodies)가 관찰되었다.

1월 24일, 현우가 중환자실에 입원한 지 100일이 넘었다. 오랫동안 병원에 있다 보니 가슴 중심 정맥은 양쪽 다 사용되었다. 한곳에 오랫동안 정맥관을 두는 것은 염증에 근원이 되기 때문이다. 암모니아는 비교적 100 이하로 잘 조절되었고, 인공호흡기로부터 벗어나보려는 인공호흡기 세트 조절은 지속되었다.

1월 31일, 이제 폐 조직 자체가 유지되지 않아 문제가 심각했다. 숨소리가 거칠고 수포음 청취되었고 양쪽 흉부 컴퓨터단층촬영(CT)상 폐 볼륨이 많이 감소되었다. 폐는 마치 풍선과 같이 공기를 품고 팽창되어 있어야 하는 장기이지만. 현우의 폐 조직은 형체가 이상하고, 만성 폐 변화로 거미줄 같은 섬유성 밴드와 여러 곳의 무기폐(폐의 부피가 줄어 쭈그러든 상태)가 초래되었다. 간과 비장이 지속적으로 부어 있고 간 조직은 심하게 지방이 침윤되어 있었다. 정신혼미 상태 때문에 수면유도제를 감량하면서 인공호흡기의 횟수를 줄여가고 있는 상태로 스테로이드 덱사메타손을 사용하여 인공호흡기 의존을 줄이려고 노력하였지만 만성 폐 변화가 너무 심하여 효과가 없었다.

2월 1일, 현우 엄마에게는 날이 갈수록 현우에게 가해지는 치료가 부담되었다. 기관 절개를 하여 인공호흡기를 유지해야 할 지경이 되니 엄마로서는 마음이 찢어질 일이었다. 현우 엄마의 걱정과 의료진의 걱정은 차원이 달랐다. 현우 엄마는 자신의 아들에 칼을 댄다는 것 자체가 마음속으로 용납이 되지 않았지만 그렇게 하지 않으면 살 수가 없다고 하니 어쩔 수가 없었다.

2월 7일, 수면제를 줄이니 현우는 부르는 소리에 눈을 뜨고 질문을 하면 고개로 끄덕거리며 의사 표현을 하였다. 암모니아가 무서워 하루에 벤조산을 4g씩 3번 투여하였다. 정맥 혈액가스는 정상을 유지하고 아직도 인공호흡기를 끊지는 못하는 상황이었으며 입으로 먹는 음식도 먹여야 한다는 생각은 하지만 호흡 문제 때문에 쉽게 결정되지 못했다. 3개월 반이나 금식을 하는데도 살아 있다는 것이 기적처럼 느껴졌다. 주사로 투여되는 TPN은 칼로리가 부족하여 현우의 체중은 늘지 못하고 오히려 3년 전 체중에도 못 미쳤다. 장이 움직이는 소리가 확실하게 들렸고, 프로피온산혈증에 맞는 대사 특수분유를 먹일 것인가 상의하기 시작하였다.

2월 16일, 죽을 고비를 넘겼다고 한숨을 돌리기가 무섭게 현우는 약으로 잘 조절이 되지 않는 전신경련이 왔다. 갑자기 산소포화도가 80%로 떨어지고 양쪽 고개를 흔들며 양팔다리가 떨리는 경련이 관찰되었다. 이제 현우는 죽는구나 싶을 생각이 들 정도로 새까맣게 청색증이 와서 의사들이 황급히 달려와 응급처치를 하였다.

2월 17일, 간에 금식을 끝내고 L-튜브를 꼽았다. 코에다 줄을 넣으니 하지 않으려고 현우는 악을 썼다. 일반분유 120cc, MPA 포뮬러 8스푼, 물 110cc씩 하루 5번 복용하던 중 갑자기 왼쪽 하부 급성 복통을 호소했다. 현우의 복부는 간이 부어 골반까지 내려와 있고, 비장도 커져 있었다. 복수가 관찰되고 초음파상 간의 모양은 간실질의 에코상이 증가되었다. 갑작스러운 복통 때문에 L-튜브로 내용물을 뽑아보니 걱정했던 혈액은 나오지 않았다.

2월 24일, 이때까지 폐만 걱정했는데 흉부 CT 촬영상 폐의 만성섬유성 변화가 있었고, 폐의 일부분은 공기가 차 있었으나 왼쪽 아래 폐엽은 아예 공기가 없는 무기폐가 관찰되었다. 시간이 흐를수록 폐는 만성으로 변성이 왔다. 간과 비장은 커질 때로 커져서 뱃속에 가득 찼고, 심장을 싸고 있는 심낭에 물이 고여서 심장 박동에 영향을 주었다. 다행히 혈액가스는 정상을 유지 했지만 현우에게 음식을 먹여 보려는 희망은 이루어지지 못했다.

3월 1일, 이제 봄이 시작되는데 현우에게는 봄이 올 것 같지 않았다. 심장박동이 느려져서 심전도를 확인했더니, 칼륨과 연관된 심전도 이상이 생겼다. 아무래도 심낭에 물을 빼기 위해 사용된 이뇨제 때문에 전해질 균형이 깨어진 것 같았다. 마이코플라스마 폐렴균에 대한 항체가 양성으로 나왔다.

3월 9일, 양쪽 넓적다리 정맥에 혈전이 발견되어 두 다리에 혈액순환이 되지 않아 양쪽 발이 차고 맥박이 약했다. 혈관 수술 파트에 진료 의뢰가 되었다. 항응고제 왈파린을 쓰기 시작했다. 이때 신세뇨관에 기능 저하 소견으로 혈액 칼륨이 떨어지고 단백뇨가 나오며 b2 microglubulin이 증가하여 신장 기능도 심각하게 나빠졌다. 이제는 혈당까지 올라가 당뇨병 소견까지 관찰되었다. 대사질환 때문에 단백질도 마음 놓고 못 먹고 불포화지방산도 못 먹고 이제는 당뇨병 때문에 당도 제한해야 하니 3대 영양소 모두를 먹을 수가 없는 상황이 된 것이다. 현우는 기관 절개를 받고 가정용 인공호흡기에 의존하고 튜브를 통해서 음식을 섭취하고 침대에서 누워서 살았다.

3월 24일, 마그네슘이 너무 떨어져 있어 보충이 필요했다. 뱃속에 공간이 없는데도 꾸준하게 튜브를 통한 수유량을 늘리고 집에서 사용할 수 있는 가정용 인공호흡기 준비를 했다. 수유량이 늘어나면서 며칠 후부터는 전신의 움직임이 좋아지고 복부 팽만이 서서히 소실되어 튜브를 통한 경구 투여량을 더 늘릴 수 있었다. 그러나 간 생검에서 심각한 지방간과 미토콘드리아 변성이 되었으며 복부 초음파상 심한 지방간이 확인되었다. 현우는 5개월의 중환자실을 끝내고 일반 병실로 옮겼다. 특수분유와 일반분유를 추가해서 식이요법을 하면서 상태는 서서히 호전되었다. 먹어야 산다는 것은 현우를 통해 얻은 중요한 경험이었다.

10월, 현우는 완전히 인공호흡기를 제거하고도 자가호흡을 할 수 있었다. 그러나 사소한 감기에도 호흡곤란이 나타나 산소가 필요했다. 다행히 산소는 집에 있는 산소발생기를 통해 해결할 수 있었다. 인공호흡기를 집에서 사용할 수 있도록 홈 벤틸레이터를 구해서 엄마는 사용법에 대한 훈련을 받았다. 현우 엄마는 현우에게 매달려 있느라 운영하던 식당도 문을 닫고 정부에서 보조해주는 돈으로 연명했다.

2013년, 끝까지 자식을 지켜내겠다는 현우 엄마의 숭고한 모성애

5월 14일, 서울대학교병원에서 유전성대사질환 콘퍼런스가 열렸었다. 콘퍼런스와 다른 일정을 마치고 인천공항 근처에 있는 현우네 집으로 갔다. 밤 12시가 넘어서야 현우네 집에 도착했다. 자다 일어난 현우에게서 가지고 간 랜싯으로 손끝에서 피를 뽑아 혈액 여지에 묻혀 건조시키고 소변을 받았다. 현우는 생각보다 상태가 나쁘지 않았다. 당뇨병 때문에 인슐린 주사를 맞고 있었고, 먹는 것은 겁이 나 거의 저단백 햇반과 반찬은 김치 몇 쪽 정도였다. 기력이 없어서 눈을 크게 떠보라고 소리를 쳐야 겨우 눈을 똑바로 뜰 정도였다. 영양 불균형을 해소시키기 위하여 프로피온산혈증 때문에 대사가 되지는 않지만 성장에 꼭 필요한 필수아미노산과 대사가 되는 아미노산 TPN 가루를 주고 청주에 내려오니 새벽 3시였다.

5월 30일, 현우가 청주로 내려왔다. 먼 거리를 오느라고 힘이 들었는지 기운이 없고 온 몸이 땀에 젖어 있었다. 체중은 20kg도 채 되지 않아 3년 전 몸무게와 똑같았다. 배는 여기저기 흉터 흔적이 많고 가스가 차 있었다. 수액을 연결하고 복부 가스를 제거하기 위한 장내 세균 치료를 위하여 메트로니다졸을 수액에 같이 투여했다. 현우가 내려오기 전에 충남대학교 혈액종양학과 교수님과 상의하여 현우가 1년여 동안 중환자실에서 살면서 받은 반복적인 수혈 때문에 철분이 쌓여 당뇨병이 온 것으로 생각되어 저장철 검사를 하였다. 저장철이 기계로 측정이 되지 않아 혈액 시료를 희석하여 다시 측정한 결과 저장철이 3000이 넘었다(정상은 300 이하).

수액을 투여하고 조심스럽게 철분을 내리는 킬레이터인 엑스자이드 확산정을 한 알 투여했다. 약을 먹자마자 30분도 안 되어 먹은 밥까지 다 토했다. 다시 한 번 더 먹이고 병실에다 재우지 않고 내 당직실에 눕혀놓고 지켜보았다. 현우는 자기 엄마에게 연신해서 뽀뽀를 해달라고 자기 볼을 손가락으로 가리켰다. 그런데 갑자기 혈소판과 백혈구가 떨어져 초조해졌다. 현우는 그 다음날도 약을 또 토했고, 혈소판과 백혈구가 떨어져 약 용량을 줄였다. 다행히 6월 1일 토요일 아침에는 구토도 없어지고 배에 가스도 모두 빠졌다. 가스 때문에 특수분유와 유당이 들어 있지 않은 일반분유를 섞고 저단백 밥과 일반 밥을 혼합해서 먹이고 아미노산 가루를 분유에 타서 먹였다. 암모니아가 150이 넘어 암모니아에 대한 치료는 벤조산과 아르기닌 그리고 부페닐 세 가지를 혼합하여 양은 최소한으로 투여하여 암모니아가 100 정도로 조절되었다.

혈액 아미노산 분석 결과 현우의 피는 거의 공복 상태와 마찬가지로 모든 아미노산이 생명을 유지하기 힘들 정도로 낮았다. 마음은 급했지만 갑자기 음식을 너무 많이 줄 수가 없어서 조금씩 칼로리와 아미노산 TPN 가루를 늘려갔다. 현우를 집으로 보내고 난 뒤 전화로 확인을 하였더니 특별한 부작용이 나타나지 않고 있다고 했다. 먹는 양이 늘어서인지 기운은 여전히 없지만 현우의 걸음에 차차 힘이 들어가고 있다고 했다. 어서 빨리 저장된 철분이 제거되어 현우의 당뇨병이 없어졌으면 좋겠는데 너무 늦게 철분에 대한 치료가 이루어져 다시 췌장 조직이 살아날지 걱정이다.

지난 11년 동안에 현우의 삶은 단 하루도 쉽게 만들어지지 않았다. 프로피온산혈증이라는 대사질환과의 싸움은 언제 끝이 날까? 현우에게 찾아온 불행은 현우 가족 모두의 불행이기도 했다. 현우 아빠는 알코올 중독자가 되어 현우 엄마와 이혼을 하였고, 중국 교포 출신으로 먼 타국에 시집을 온 현우 엄마는 현우를 보살피는 데에 자기 삶을 송두리째 바치고 있었다. 게다가 세 살 위의 누나는 엄마의 관심과 보살핌을 제대로 받지 못한 채 늘 혼자여야만 했다. 이런 환경 속에서도 끝까지 현우를 지켜내겠다는 의지를 꺾지 않는 현우 엄마를 보면서 숭고한 모성애를 느낀다. 현우가 이 지옥 같은 고통을 극복하고 지금보다 훨씬 건강해져야 하는 이유이다.

7월 1일, 오후 6시경 약간의 미열이 있어서 현우 엄마는 집에 있던 항생제를 현우에게 투여했다. 그러나 그 다음 날인 7월 2일 열이 38도 4부로 더 올라가서 인천 인하대병원으로 달려가서 검사를 해보니 혈소판이 떨어졌다고 했다. 그날 오후 현우의 상태가 심상치 않아 삼성병원에 입원을 했다. 엄마가 입원 준비를 위해 집에 간 사이 오후 6시경에 현우의 심장이 갑자기 멈춰 CPR이 시행되었다. 현우 엄마에게 연락돼 황급히 삼성병원으로 되돌아오니 현우는 잠시 회복되었다. 그러나 10분 뒤인 오후 7시 9분에 자는 듯이 숨을 거두었다. 마치 편안하게 자는 모습이었다. '현우야, 잘 가. 그리고 좋은 세상으로 가라' 하고 엄마는 마지막 말을 현우 귀에다 속삭였다.

7월 3일, 현우의 화장을 끝내고 현우 엄마가 전화를 했다. 10년간 현우를 잡고 있던 엄마는 현우를 잘 가도록 놓아주며 울지 않았다.

엄마, 왜 나를 낳았어?

지은이_ 김숙자
펴낸이_ 조현석
펴낸곳_ 북인
디자인_ 김왕기

1판 1쇄_ 2013년 08월3일
출판등록번호_ 313-2004-000111
주소_ 121-842 서울 마포구 서교동 467-4 301호
전화_ 02-323-7767
팩스_ 02-323-7845

ISBN 978-89-97150-55-7   03510

발로 뛰어 찾은

한방의
명의20

김중호 외 지음

bookin

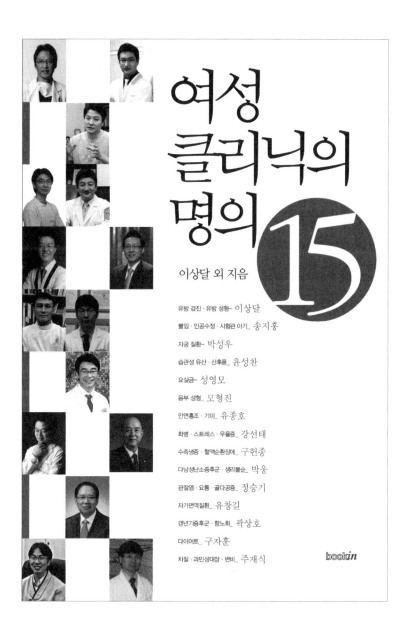

여성 클리닉의 명의

15

이상달 외 지음

유방 검진 · 유방 성형_ 이상달

불임 · 인공수정 · 시험관 아기_ 송지홍

자궁 질환_ 박성우

습관성 유산 · 산후풍_ 윤성찬

요실금_ 성영모

음부 성형_ 모형진

안면홍조 · 기미_ 유종호

화병 · 스트레스 · 우울증_ 강선태

수족냉증 · 혈액순환장애_ 구현종

다낭성난소증후군 · 생리불순_ 박웅

관절염 · 요통 · 골다공증_ 정승기

자가면역질환_ 유창길

갱년기증후군 · 항노화_ 곽상호

다이어트_ 구자훈

치질 · 과민성대장 · 변비_ 주재식

bookin

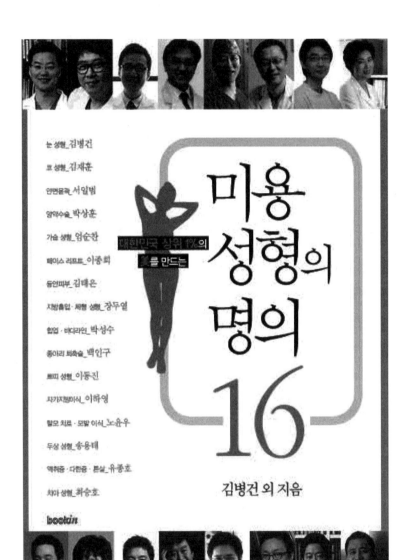

눈 성형_김병건

코 성형_김재훈

안면윤곽_서일범

양악수술_박상훈

가슴 성형_엄순한

페이스 리프트_이종희

동안피부_김태은

지방흡입·체형 성형_장두열

힙업·바디라인_박성수

종아리 퇴축술_백인구

쁘띠 성형_이동진

자가지방이식_이하영

탈모 치료·모발 이식_노윤우

두상 성형_송용태

액취증·다한증·튼살_유종호

치아 성형_최승호

대한민국 상위 1%의 꽃를 만드는

미용 성형의 명의 16

김병건 외 지음

booktin

쓰지 않다!
냄새가 없다!
물처럼 맑다!

한약의 혁명,

맑은 한약

아이엔여기한의원 공동집필
채기원 외 14명

조창인 이권세
이정언 송현종
유용우 신인식
유우종 김수경
김준범 황지모
김종승 강승준
박응식 박선아

bookin